Histoire contemporaine de la pharmacie au Burkina Faso

5-7, rue de l'École polytechnique, 75005 Paris

www.harmattan.fr

ISBN : 978-2-343-21580-8
EAN : 9782343215808

Kampadilemba OUOBA
Yacouba BANHORO
Rasmané SEMDE

Histoire contemporaine de la pharmacie au Burkina Faso

L'Harmattan
Burkina Faso

REMERCIEMENTS

Nous adressons notre profonde reconnaissance aux personnes-ressources qui ont accepté sacrifier un peu de leur temps pour se rendre disponibles aux interviews. A cet égard, nous voulons nommément citer les docteurs Paul BALKOUMA, Adama Jacques OUANDAOGO, Paul SOMDA, Sina SÉRÉ, Mahamadou COMPAORÉ, Alfred SANOU, Bindi OUOBA et le professeur Innocent Pierre GUISSOU, dont les nombreux conseils et les précieuses expériences ont énormément contribué à enrichir cet ouvrage.

Nous ne pouvons pas passer sous silence les anciens et actuels présidents de l'Ordre national des pharmaciens du Burkina Faso et du Syndicat national des pharmaciens du Burkina Faso, dont les contributions ont été très précieuses.

Nous adressons également nos sincères remerciements à tous les acteurs qui nous ont fourni des informations et des données utiles et précieuses. Nous pensons notamment au personnel de la Direction de la documentation et de la diffusion du Centre national des archives et à celui du Département des archives et de la documentation du Secrétariat général du gouvernement et du Conseil des ministres.

Nous apprécions aussi à sa juste valeur, l'impulsion que le Président du Conseil national de l'Ordre des pharmaciens du Burkina Faso, le Dr Alfred SANDOUIDI, a donné au projet de rédaction de ce livre, que nous pensons être d'un grand intérêt pour la profession pharmaceutique, du Burkina Faso et de l'Afrique de l'ouest francophone.

Nos remerciements s'adressent également à ceux qui n'ont pas pu être contactés ou qui n'ont pas pu ou voulu répondre à nos sollicitations, car chacun a contribué, d'une manière ou d'une autre, à l'enrichissement de notre travail.

LISTE DES SIGLES ET ABREVIATIONS

ANRP	Agence nationale de régulation pharmaceutique
AOF	Afrique occidentale française
CAMEG	Centrale d'achat des médicaments essentiels génériques et consommables médicaux
CEDIM	Centre de documentation et d'information sur le médicament
CETA	Centre d'étude des trypanosomiases africaines
CNRST	Centre national de la recherche scientifique et technologique
DCARP	Direction chargée de la continuité des activités réglementaires pharmaceutiques
DGAP	Direction générale de l'accès aux produits de santé
DGPML	Direction générale de la pharmacie, du médicament et des laboratoires
DGSPPAS	Direction générale de la santé publique, de la population et des affaires sociales
DPBF	Distribution des produits pharmaceutiques du Burkina Faso
DRD	Dépôt répartiteur de district
DSPh	Direction des services pharmaceutiques
IGESS	Inspection générale des établissements et services de santé
INSD	Institut national de la statistique et de la démographie
IOTA	Institut ophtalmologique tropical de Bamako
IRSN	Institut de recherche sur les substances naturelles
IRSS	Institut de recherche en sciences de la santé
IRSTOM	Institut français de recherche scientifique d'outre-mer
ITSS	Inspection technique des services de santé
JOAOF	Journal officiel de l'Afrique occidentale française
JORF	Journal officiel de la République française
LNSP	Laboratoire national de santé publique
MEDIFA	Laboratoire des médicaments du Faso
MEG	Médicaments essentiels génériques
NEPAD	Nouveau partenariat pour le développement de l'Afrique
OCCGE	Organisation de coordination et de coopération pour la lutte contre les grandes endémies

OMS	Organisation mondiale de la santé
ONAP	Office national d'approvisionnement pharmaceutique
ONP	Ordre national des pharmaciens
ONPBF	Ordre national des pharmaciens du Burkina Faso
OOAS	Organisation ouest-africaine de la santé
PHARMAPRO	Pharmacie d'approvisionnement
PN	Pharmacie nationale
SGAMS	Service général autonome de la maladie du sommeil
SGHMP	Service général de l'hygiène mobile et de la prophylaxie
SONAPHARM	Société nationale d'approvisionnement pharmaceutique
SOPAL	Société de production d'alcool
TOM	Territoires d'Outre-mer
UEMOA	Union économique et monétaire ouest-africaine
UFR/SDS	Unité de formation et de recherche en sciences de la santé
U-PHARM	Unité de production pharmaceutique
ULB	Université Libre de Bruxelles

AVANT-PROPOS

Lors du 6e Congrès ordinaire de l'Ordre national des pharmaciens du Burkina Faso, tenu le 07 juillet 2017, à Ouagadougou, le Président du Conseil national de l'Ordre m'avait sollicité d'entreprendre une étude sur l'histoire de la pharmacie de notre pays.

C'est ainsi que le présent travail a été initié, tout d'abord dans le cadre du mémoire de master de spécialités en santé et sciences du médicament, parcours réglementation pharmaceutique. A ma surprise, le jeune docteur Kampadilemba OUOBA et étudiant du Master, s'est proposé pour la réalisation de l'étude. Le protocole de l'étude a été validé en août 2017 par un comité dont je faisais partie, avec les professeurs Issa SOME et Moussa OUEDRAOGO, et les docteurs Bokar KOUYATE et Charles Bavouma SOMBIE. Ce comité avait recommandé d'associer un historien. C'est ainsi que nous avons fait appel au Professeur Yacouba BANHORO, historien de la santé et enseignant-chercheur. A l'issue de la soutenance du mémoire de master le 20 juin 2018, le jury composé des professeurs Innocent Pierre GUISSOU, Jean SAKANDE, Yacouba BANHORO et du docteur Alfred SANDOUIDI, avait formulé des recommandations pertinentes, que nous avons pris en compte lors de l'élaboration de cet ouvrage.

L'histoire contemporaine de la pharmacie du Burkina Faso ou « Pays des Hommes intègres » (ex. Haute Volta), est donc le résultat d'une recherche patiente et minutieuse portant sur le passé de l'art pharmaceutique, afin de mieux éclairer le présent et envisager un meilleur avenir. C'est aussi un carrefour d'histoires de politiques de santé, de droit pharmaceutique, d'institutions et d'Hommes, ainsi que l'étude d'un transfert des sciences pharmaceutiques modernes de la France vers l'Afrique.

Notre souhait est que cette première édition, riche d'enseignements, soit utile aux acteurs qui s'intéressent au secteur pharmaceutique du Burkina Faso et de l'Afrique de l'ouest francophone, à commencer par les étudiants, les historiens et les pharmaciens. Elle est ouverte aux suggestions en vue de son amélioration future.

Professeur Rasmané SEMDE

INTRODUCTION

Les origines de l'histoire contemporaine[1] de la pharmacie du Burkina Faso ou « pays des Hommes intègres » (ex-Haute-Volta) remontent aux années 1900, l'ère de la colonisation. Jadis partie intégrante de l'Afrique occidentale française (AOF), le territoire qui constitue la colonie de Haute-Volta à partir de 1919 était administré par la France métropolitaine[2]. Les lois et l'organisation du secteur de la santé, notamment celles de la pharmacie et du médicament, étaient édictées par la puissance coloniale puis transposées dans les différentes colonies par le Gouverneur général, résidant à Dakar[3]. Les chefs de territoires ou gouverneurs, coiffés par le Gouverneur général, devaient veiller à l'application des décisions métropolitaines dans leurs aires coloniales respectives.

Après les indépendances, chaque pays de l'AOF devrait mettre en place les institutions, les lois et les pratiques professionnelles indispensables pour son développement,

---

[1] Nous empruntons cette compréhension à la tradition historiographique française pour qui « l'époque contemporaine » est la période allant de la Révolution française de 1789 jusqu'à nos jours.

[2] France métropolitaine : territoire français se situant sur le continent européen, qui se différencie de la France d'Outre-mer, c'est-à-dire les parties de la République française situées en dehors du continent européen.

[3] Afrique occidentale française. Arrêté promulguant en Afrique occidentale française la loi n°53-662 du 1er août 1953, modifiant et complétant les dispositions du Code de la pharmacie concernant l'Ordre national des pharmaciens et les rendant applicables aux territoires d'Outre-mer, au Togo et au Cameroun. JOAOF, 21 novembre 1953.

notamment dans le domaine de la santé. Dans ce contexte d'autonomisation des pays en développement, le Burkina Faso a connu depuis son indépendance des évolutions progressives, dans le domaine de la santé en général et dans le secteur de la pharmacie et du médicament en particulier, pour répondre aux réalités nationales et aux exigences communautaires et internationales. Ces évolutions, qui ont été possibles grâce aux pionniers et aux générations suivantes, ont concerné non seulement le cadre institutionnel et règlementaire mais aussi, les ressources humaines et la pratique professionnelle[4]. De même, les domaines d'action du pharmacien se sont considérablement élargis, passant de « gestionnaire » de médicaments des hôpitaux ou des officines de pharmacie privées à l'acteur de santé publique, exerçant son art dans plusieurs domaines tels que la production locale de médicaments, la distribution en gros, la dispensation au détail, la biologie médicale, la médecine et la pharmacopée traditionnelles, l'administration publique, l'enseignement et la recherche scientifique.

L'histoire du secteur pharmaceutique du Burkina Faso a été jusqu'à présent peu étudiée par les pharmaciens et les historiens. Dans les mots de l'allemand Otto von Bismarck, « *celui qui ne sait pas d'où il vient ne peut savoir où il va, car il ne sait pas où il est. En ce sens, le passé est la rampe de lancement vers l'avenir* »[5]. Dans le même sens, l'historien Cheikh ANTA DIOP affirmait que « *sans la conscience historique, les peuples ne peuvent être appelés à de grandes destinées* »[6]. Il n'y a pas de doute, l'histoire permet aux Hommes de mieux s'orienter

[4] Ministère de la santé, *Politique pharmaceutique nationale*, Burkina Faso, 2e édition, 2012.

[5] Le Monde, Citations, https://dicocitations.lemonde.fr/citations/citation-158155.php, consulté le 29 mai 2020.

[6] Fogou A., *Histoire, conscience historique et devenir de l'Afrique : revisiter l'historiographie diopienne*, FMSH-WP-2014-60, janvier 2014.

dans la vie. Ainsi, une démarche historienne dans la compréhension pour le développement actuel et futur du secteur pharmaceutique au Burkina Faso est importante.

Que sait-on exactement du passé de l'art pharmaceutique au pays des Hommes intègres – depuis sa création comme colonie française en 1919 à nos jours – après près d'un siècle d'existence ? Qui furent les pionniers et acteurs clefs de la profession de pharmacien au Burkina Faso ? Comment ont évolué le cadre institutionnel, législatif et réglementaire, ainsi que la démographie pharmaceutique et la pratique professionnelle ?

Dans cet ouvrage, nous nous sommes fixés pour mission de répondre à ces questions dignes d'intérêt, dans le but de reconstituer l'histoire pharmaceutique au Burkina Faso et de dégager des perspectives pour la profession de pharmacien. Cette étude se veut surtout descriptive, avec pour ambition d'inciter à des analyses plus approfondies du secteur pharmaceutique au Burkina Faso et en Afrique.

La collecte des informations s'est déroulée de juin 2017 à avril 2018 et a consisté, dans un premier temps, en la recherche d'archives et de documents divers concernant le passé de la profession de pharmacien auprès des institutions et personnes-ressources ci-après :

- Centre national des archives : journaux officiels (AOF, République de Haute-Volta et Burkina Faso) et ouvrages ;
- Secrétariat général du gouvernement et du Conseil des ministres : Journal officiel ;
- Ordre national des pharmaciens du Burkina Faso (ONPBF) ;
- Syndicat des pharmaciens du Burkina Faso (SPBF) ;
- Ministère de la santé : ex-Direction générale de la pharmacie, du médicament et des laboratoires

(DGPML) et Centre de documentation et d'information sur le médicament (CEDIM) ;

- Historiens : Pr Magloire SOME et Dr Yacouba BANHORO, enseignants-chercheurs au Département d'histoire et archéologie, UFR/Sciences humaines, Université Joseph KI-ZERBO ;
- Personnes-ressources : Dr Paul BALKOUMA (promoteur de la pharmacie du Sud, doyen d'âge des pharmaciens), Dr Adama Jacques OUANDAOGO (promoteur de la pharmacie MAIGNON), Pr Innocent Pierre GUISSOU (enseignant-chercheur à l'Université Joseph KI-ZERBO) ;
- Anciens et actuels présidents de l'ONPBF et du SPBF.

La seconde étape de la collecte des données a été la réalisation d'interviews individuelles à l'aide d'un guide d'entretien semi-structuré auprès des acteurs de la profession de pharmacien qui ont répondu favorablement à notre sollicitation. Les entretiens ont concerné l'évolution historique du cadre juridique et institutionnel de la pharmacie et du médicament, ainsi que des ressources humaines et de la pratique professionnelle. De même, les figures emblématiques du secteur du médicament, pionniers et acteurs clefs, ont trouvé une place de choix au cours de ces entretiens.

Cet ouvrage est articulé autour de plusieurs dates importantes marquant d'une part le début et la fin de la colonisation effective en Afrique francophone et d'autre part, l'adoption de deux codes de la santé publique au Burkina Faso. Le Code de santé publique est l'instrument juridique qui oriente la création d'institutions et l'adoption de règlements dans le domaine de la santé, donc de la pharmacie et du médicament. Ainsi, ce travail de recherche s'articule autour des fourchettes chronologiques suivantes :

- du 16 juin 1895 (création de la fédération de l'AOF) au 5 août 1960 (les indépendances) ;
- des indépendances au 1er Code de la santé publique (CSP) du 28 décembre 1970 ;
- du 1er au 2nd CSP du 19 mai 1994 ;
- du 2nd CSP à nos jours (avril 2018).

Cet ouvrage aborde successivement :

1. l'importance de l'histoire de la pharmacie au Burkina Faso ;
2. les origines et l'évolution historique du cadre institutionnel de la pharmacie au Burkina Faso ;
3. les origines et l'évolution historique du cadre législatif et règlementaire de la pharmacie au Burkina Faso ;
4. l'évolution de la démographie pharmaceutique et de la pratique professionnelle du pharmacien au Burkina Faso.

CHAPITRE 1

Importance de l'histoire de la pharmacie au Burkina Faso

Ce premier chapitre décrit l'importance de l'histoire en tant que science humaine et l'impératif d'écrire le passé de l'art pharmaceutique du pays des Hommes intègres.

1. Définition, objet et importance de l'histoire

L'histoire est la « connaissance et le récit des événements du passé, des faits relatifs à l'évolution de l'humanité (d'un groupe social, d'une activité humaine), qui sont dignes ou jugés dignes de mémoire ; les événements, les faits ainsi relatés », selon le Petit Robert (2018).

L'histoire peut être définie de différentes manières. En général, on distingue l'histoire en tant que discipline de l'historien, connaissance scientifique, par rapport à l'histoire qui est l'ensemble des passés en tant que réalité. L'histoire, discipline de l'historien, qui nous intéresse ici, est une discipline scientifique qui s'intéresse à tout changement en général, en particulier à la connaissance du passé de l'humanité et des sociétés humaines qu'elle cherche à reconstituer. Pendant longtemps, on opposa l'histoire à la préhistoire. L'histoire serait la période connue grâce essentiellement aux documents écrits. Elle serait ainsi la période qui commence avec l'adoption de l'écriture durant l'antiquité, la période sans écriture étant considérée comme la préhistoire, donc une période anhistorique. De manière insidieuse, une telle division en préhistoire et histoire revenait à dire que certaines sociétés, africaines notamment, qui ne semblaient pas avoir connu assez tôt l'écriture, n'avaient d'histoire que celle qui commença avec le début de la colonisation européenne. Le combat scientifique de la première génération des historiens africains comme Cheikh ANTA DIOP et Joseph KI-ZERBO a consisté à écrire une histoire générale de l'Afrique liant les différents puzzles de l'histoire du continent africain à la civilisation égyptienne où l'écriture a commencé. Cela revenait à montrer que l'Afrique a bel et bien une histoire qui n'a pas commencé avec la colonisation. En général, la critique de l'historiographie coloniale montra que l'histoire ne s'écrit pas uniquement avec des sources écrites mais avec tout type de témoignage portant les traces du passé et que la préhistoire n'est qu'une partie de l'histoire.

Toujours est-il qu'en tant que science, c'est-à-dire discours scientifiquement élaboré par l'historien, l'histoire a son objet, ses méthodes et joue un rôle important pour les sociétés humaines[7].

Toute science se définit par rapport à un objet et se caractérise par une méthode particulière d'approche de cet objet. L'objet de la science historique, c'est l'étude des lois et règles générales de l'évolution des sociétés. L'histoire ne se contente plus de la description de faits de guerre, d'exploits individuels (histoire-bataille), mais s'inscrit dans l'analyse des faits de civilisation (nouvelle

[7] Ibrahima F. D. *Histoire : définition, objet et importance*. Géohistoire, décembre 2013, https://geohistoire20.wordpress.com/2013/12/17/histoire-definition-objet-et-importance/, consulté le 26 février 2018.

histoire) des sociétés, qui nécessite de prendre en compte deux dimensions : le temps et l'espace. L'analyse d'un objet historique oblige donc à le placer dans le temps et dans un espace donné. Pour comprendre et expliquer les faits historiques, l'historien utilise des repères qui sont les dates, les grandes périodes des faits de civilisation. Cela permet de relever les changements, les ruptures et les évolutions.

Le rôle de l'historien ne se réduit pas à raconter ce qui arrive, sans chercher à comprendre, ni à expliquer. La mission de l'historien est de redécouvrir les causes des événements et la chaîne qui les relie. C'est ainsi que l'histoire scientifique se distingue de tous les autres modes d'expression du passé par la critique qui comprend, selon l'historien-philosophe congolais Théophile OBENGA, trois opérations fondamentales :

- la recherche et le classement des témoignages ;
- le contrôle et la vérification des témoignages ;
- la compréhension et l'interprétation des témoignages.

L'historien doit donc éviter, dans la mesure du possible, les erreurs et fournir une interprétation intellectuellement satisfaisante. C'est en cela que l'histoire se distingue du mythe, de la légende, …

L'histoire, science du passé, a une importance vitale pour toute société ou communauté. Comme l'affirmait le Professeur Cheikh ANTA DIOP (1923-1986), « le rôle de l'histoire dans l'existence d'un peuple est vital. L'histoire est l'un des éléments qui permettent la cohésion des différents éléments d'une collectivité. Sans la conscience historique, les peuples ne peuvent être appelés à de grandes destinées »[8]. La conscience historique est le ciment qui lie les individus d'un peuple. L'historicité est le

[8] Civilisation africaine, *in Horizons*, juillet-août 1957.

privilège propre qu'a l'homme d'avoir conscience de vivre dans l'histoire. La connaissance du passé est la première condition de la réalisation de la conscience historique. L'individu qui veut s'assumer est donc « invité à se pencher sur son histoire par une recherche patiente et résolue qui se déploie entièrement sur le terrain scientifique ».

L'histoire permet de replacer les évènements actuels dans leur contexte historique. Elle permet de mieux comprendre les enjeux actuels. Ce type d'apprentissage sera d'autant plus efficient si l'élève a été amené à historiciser les événements, c'est-à-dire à les replacer dans une perspective de longue durée et à confronter les interprétations, favorisant ainsi le développement d'une posture rationnelle et d'un esprit critique. Une telle démarche forge les bases d'une formation citoyenne conduisant à l'exercice d'une « participation civique éclairée »[9]. C'est dans ce sens qu'il nous a paru important de connaitre le passé de la science du médicament au Burkina Faso.

2. Définitions de la pharmacie

Cette partie a pour objet la définition du concept « pharmacie » dans ses multiples facettes. Trois acceptions sont en effet admises à la définition de la pharmacie :

La pharmacie, science du médicament

Dès l'antiquité, l'art de l'usage ou de l'administration de drogues ou poisons, de sorcellerie ou d'arts magiques s'appelait *pharmakeia* (en grec) signifiant pharmacie ou

[9] Martineau R., « Les enjeux politiques du Rapport Lacoursière », *Bulletin d'histoire politique*, vol.14, n°3, 2006.

art pharmaceutique[10]. Dans l'époque contemporaine, la pharmacie est à la fois spécialité médicale et science. C'est la science qui s'intéresse à la recherche, à la conception, à la fabrication, à la distribution, au contrôle et à la surveillance des médicaments. La science pharmaceutique est un vaste domaine qui comporte plusieurs disciplines dont la pharmacognosie, l'analyse pharmaceutique, la chimie pharmaceutique, la pharmacologie, la toxicologie, la pharmacocinétique, la pharmacotechnie (y compris la galénique et la biopharmacie), la pharmacie clinique, la règlementation et d'autres disciplines connexes[11].

La pharmacie, profession de pharmacien

L'ancêtre du pharmacien, l'apothicaire, est repéré dès 2600 av. J.-C. à Sumer (Mésopotamie antique) où il utilisait des textes médicaux en écriture cunéiforme inscrits sur des tablettes d'argile, mêlés à des incantations religieuses pour diagnostiquer, traiter ou prévenir les maladies humaines[12].

Aujourd'hui, comme dans l'antiquité, la pharmacie se définit également comme étant la profession du pharmacien, dont la principale raison d'être professionnelle est le médicament. Il existe plusieurs métiers de la profession de pharmacien. A titre illustratif, on peut citer le pharmacien officinal, le pharmacien industriel, le pharmacien de la distribution en gros de produits de santé ou grossiste-répartiteur, le pharmacien hospitalier, le pharmacien militaire, le pharmacien vétérinaire, le pharmacien chercheur, le pharmacien

[10] Dans la période antique, le terme pharmacie faisait souvent allusion à l'art de la magie ou de la sorcellerie.

[11] Vocabulaire médical – Encyclopédie, https://www.vocabulaire-medical.fr, consulté le 2 mars 2018.

[12] La Brise Verte, Histoire de la pharmacie, mars 2016, https: //www.labriseverte. ca/histoire-de-la-pharmacie/, consulté le 2 mars 2018.

biologiste, le pharmacien de l'enseignement universitaire, le pharmacien des affaires réglementaires, le pharmacien inspecteur, le pharmacien de santé publique, …

Le Code de santé publique burkinabè de 1994 définit les conditions d'accès à la profession de pharmacien[13]. L'article 149 de ce code dispose que « nul ne peut exercer la profession de pharmacien au Burkina Faso s'il n'est :

1) titulaire d'un diplôme d'État de pharmacien ou d'un certificat reconnu et jugé équivalent par le gouvernement du Burkina Faso ;
2) de nationalité burkinabè ;
3) inscrit au Tableau de l'Ordre des pharmaciens du Burkina Faso ».

La pharmacie, officine pharmaceutique

La pharmacie est aussi une officine où les médicaments sont préparés (préparations officinales ou magistrales), conservés et vendus en détail au public.

Dans le cadre du présent travail, la pharmacie en tant que profession de pharmacien sera retenue. En effet, l'exercice de la profession de pharmacien est peu connu du public au Burkina Faso dans ses détails et dans les conditions d'instructions qu'elle comporte.

3. Historiographie de la pharmacie et nécessité d'une histoire de la pharmacie au Burkina Faso

3.1. Historiographie de la pharmacie

Guérir est aussi vieux que l'homme et la maladie. Le métier de soulager la souffrance a évolué aux cours des siècles, passant de la magie à la science. Dans toutes les civilisations, le médicament a occupé une place de choix

[13] Loi n°23/94/ADP du 19 mai 1994 portant Code de santé publique. Journal officiel du Faso n°41 du 13 octobre 1994.

dans la fourniture de soins de santé aux populations. Au fil du temps, l'art de préparer les potions médicamenteuses ou poisons, de les conserver et surtout de les dispenser aux patients a connu de grandes évolutions au rythme de l'évolution des technologies et de la mutation des problèmes de santé. De même, les considérations attribuées au médicament et à son créateur qu'est le pharmacien, jadis appelé apothicaire, ont profondément évolué. Ainsi, dès le moyen-âge, des pharmaciens « écrivains », des Français pour la plupart, se sont intéressés à leur propre histoire, celle de l'art pharmaceutique. Cette histoire de la pharmacie a pour objet la connaissance et le récit des événements du passé de l'art pharmaceutique, des faits relatifs à l'évolution du domaine de la pharmacie et du médicament. Elle se donne pour mission de décrire et d'interpréter les événements et les faits dignes ou jugés dignes de mémoire de la profession de pharmacien, dans une logique d'élaboration des perspectives.

En France, l'histoire de la pharmacie a fait l'objet d'une revue scientifique dénommée « Revue d'histoire de la pharmacie ». Elle est fondée en 1913 après que les détenteurs des savoirs de guérir ont pris en main leur destin, celui de faire connaitre aux générations futures les pratiques pharmaceutiques d'antan. Cette revue est la plus ancienne consacrée à la pharmacie et à son histoire. En 2017, la revue d'histoire de la pharmacie comptait 13 711 documents, ouvrages et articles confondus[14]. Les différents auteurs ont cherché à écrire l'histoire du médicament, de la pharmacie et du pharmacien. A titre d'exemple, l'on peut citer les ouvrages ci-après :

---

[14] *Société d'histoire de la pharmacie, https://www.shp-asso.org/, consulté le 2 mars 2018.
*La Société d'histoire de la pharmacie est une société savante française qui édite la revue d'histoire de la pharmacie.

- *Histoire de la pharmacie : origines -moyen âge - temps modernes,* d'André PONTIER, 1900, Octave Doin, Paris. Dans ce livre, l'auteur fait une revue sur les différents modes d'obtention et d'utilisation du diplôme de pharmacien en France et expose les conditions d'exercice et l'évolution de la profession de pharmacien jadis appelé apothicaire-épicier, entre 1340 et 1803, c'est-à-dire du moyen-âge jusqu'à la loi de germinal. Il s'est intéressé à la pharmacie de province en France, notamment dans les villes comme Montpellier, Toulouse, Dijon, Nîmes, …
- *Les Apothicaires Dieppois du XVIe au XIXe siècle,* de André LIOT, 1912, Université de Lille. L'auteur décrit les origines de la corporation des apothicaires, son fonctionnement et la défense des intérêts professionnels.
- *Une histoire de la pharmacie : Remèdes, onguents, poisons,* de Axel KAHN et Yvan BROCHARD. Cet ouvrage raconte la longue épopée qui, depuis l'antiquité jusqu'à nos jours, a transformé les apothicaires en pharmaciens. Une histoire marquée par les découvertes associées à des personnages hors du commun, peu connus pour certains, mais tout aussi prépondérants dans la longue marche du progrès humain.
- *Histoire et médicament : aux XIXe et XXe siècles, de* Christian BONAH et Anne RASMUSSEN. Les auteurs de ce livre démontrent que le médicament est au centre du système de santé moderne et décrivent le rôle des acteurs (pharmacien, médecin, scientifique, autorité publique, …) intervenants dans le cycle de vie du médicament, de sa conception jusqu'à son utilisation par le patient. Ils décrivent aussi l'évolution de la pratique du domaine du médicament.

- *Dictionnaire d'histoire de la pharmacie : Des origines à la fin du XIXe siècle, 2e édition.* Ce dictionnaire, rédigé de façon collégiale par une trentaine de membres de la Société d'histoire de la pharmacie, sous la direction d'Olivier LAFONT, est devenu un ouvrage de référence pour tous ceux qui s'intéressent au passé de l'art pharmaceutique. Il développe les aspects socioculturels, techniques, artistiques et juridiques ayant trait aux médicaments. Il présente également l'évolution des thérapeutiques médicamenteuses et de la profession pharmaceutique et nous invite à connaître les hommes, pharmaciens ou non, au service de la santé, qui ont marqué leur époque par des découvertes.
- *Histoire de la Pharmacie et de l'Industrie pharmaceutique* de Patrice BOUSSEL, Henri BONNEMAIN et Frank J. BOVÉ, 1982, éditions de la Porte Verte. Les auteurs décrivent l'évolution du médicament, au sens le plus large du terme, de la préhistoire à 1980, de la cueillette la plus primitive aux complexes industriels les plus sophistiqués. Ils donnent une large compréhension sur la préscience et science du médicament, les grandes écoles et premières officines occidentales (Salerne, Montpellier, premières officines occidentales), l'apothicaire, le pharmacien et l'industrie pharmaceutique, les hommes qui changèrent la science pharmaceutique, les grandes découvertes du secteur du médicament, cent noms illustres de la pharmacie française, ...
- *Histoire des médecins et pharmaciens de Marine et des Colonies,* de Pluchon PIERRE, Editions Privat, 1987. L'ouvrage débute par un rappel des cadres médicaux historiques, envisageant les conditions de l'expansion maritime et de l'expansion coloniale. Il

aborde ensuite la lutte contre les grandes endémies (maladie du sommeil, fièvre jaune, onchocercose, variole, choléra, lèpre) par le personnel médical de Marine et des Colonies. Il traite également de l'évolution des structures sanitaires pour l'expansion coloniale en Afrique occidentale française et l'évolution du corps de santé de la Marine : les écoles de formation du personnel médical, entre autres Rochefort (1792), Toulon (1725), Brest (1731) ; l'Institut d'ophtalmologie tropicale africaine (IOTA), le Service général d'hygiène mobile et de prophylaxie (SGHMP) créé en 1945 dont le siège demeura à Bobo-Dioulasso.

Au Maghreb, des pharmaciens se sont intéressés à l'histoire de leur profession. Les ouvrages suivants ont attiré notre attention :

- *L'histoire de la pharmacie au Maroc,* de Abdellah KJIRI, 2011[15]. L'auteur décrit l'histoire de la pharmacie marocaine dans ses grandes étapes d'évolution (de 1912 à 1916, de 1916 à 1956 sous le protectorat français, de 1956 à 1960 après le protectorat français et de 1960 à nos jours). L'histoire et l'évolution de l'exercice de la profession de pharmacien, du cadre juridique de la pharmacie et de l'industrie pharmaceutique marocaine sont les volets abordés.
- *Contribution à l'étude historique de l'exercice de la pharmacie en Algérie (1830-1870)* de Colette BOURÉLY-MAUCOURT, Alger, Heitz, 1937. Dans cet article, le pharmacien algérien démontre la place de la pharmacie militaire dans l'histoire

[15] Kjiri M. A., Histoire de la pharmacie au Maroc, *Dossier, l'officinal n°86*, juin 2011, https://pharmacie.ma/uploads/pdfs/histoire-de-la-pharmacie-au-maroc.pdf, consulté le 5 mars 2018.

coloniale et son évolution de 1830 à 1890 en Algérie. Il raconte l'exercice de la pharmacie militaire sous l'empire français à travers ses grands hommes pharmaciens en Algérie au cours de la même période.

- *Histoire de la Pharmacie en Tunisie du VIIIe siècle à 1976,* de Rana BEN AZZOUNA et Ridha HAMDANE, 2011[16]. « La science de la pharmacie, si elle ne veut pas être rabaissée au rang de métier, doit s'occuper de son histoire ». C'est sur ce ton que les pharmaciens AZZOUNA et HAMDANE ont écrit l'histoire de la pharmacie de leur pays. Ils se sont intéressés aux périodes suivantes : origines de la pharmacie en Tunisie, du VIIIe siècle jusqu'à 1881 ; la période du protectorat français de 1881 à 1956 ; la pharmacie en Tunisie depuis 1956 jusqu'en 1976. Les domaines développés sont la pharmacie d'officine, la pharmacie hospitalière, la biologie, l'industrie, les grossistes répartiteurs et le monopole pharmaceutique, les études pharmaceutiques et la formation professionnelle, le syndicat, l'Ordre et les sociétés savantes. Dans chaque domaine, ils ont retracé les origines et les évolutions y relatives.

3.2. Nécessité d'une histoire de la pharmacie au Burkina Faso

Contrairement à la France et aux pays d'Afrique du Nord, au Burkina Faso, le passé du domaine du médicament est moins exploré. Très peu de travaux ont été réalisés sur le passé de l'art pharmaceutique au pays des Hommes intègres. La plupart des recherches ont concerné les épidémies et la médecine de la période coloniale.

[16] Azzouna R. B. et Hamdane R., Histoire de la pharmacie en Tunisie (VIIIe siècle-1976), https://www.decitre.fr/livres/histoire-de-la-pharmacie-en-tunisie-viiie-siecle-1976-9782296553026.html, consulté le 5 mars 2018.

L'historien Jean-Paul BADO a surtout publié sur l'histoire des maladies et de la médecine pendant la colonisation[17]. Les travaux de recherche de l'historien de la santé, Yacouba BANHORO, ont entre autres, porté sur « l'expansion du VIH/SIDA au Burkina Faso »[18], « Bobo-Dioulasso et la lutte contre les grandes endémies en Afrique occidentale française »[19] et, « Politique sanitaire et reconstitution de la colonie de Haute-Volta ». De même, l'histoire des formations sanitaires est relatée dans « Le centre hospitalier universitaire Yalgado Ouédraogo de Ouagadougou, un exemple des hôpitaux émergents au Burkina Faso au XIXe siècle » par le même auteur[20].

Le seul travail de recherche qui a touché au passé de la pharmacie au Burkina Faso que nous avons retrouvé au moment de la préparation de cet ouvrage est celui qui s'est intéressé aux grandes étapes du droit pharmaceutique burkinabè, des indépendances à nos jours[21]. Il s'agit du mémoire de master en inspectorat pharmaceutique que le pharmacien **Casimir SAWADOGO** a préparé sous l'encadrement des professeurs **Rasmané SEMDE** et **Issa LO**.

---

[17] Bado J. P., Médecine coloniale et grande endémie en Afrique, Paris, Karthala, 1996 ; Bado J. P., Les conquêtes de la médecine moderne en Afrique, Paris, Karthala, 2006.

[18] Banhoro Y., *L'expansion du VIH/SIDA au Burkina Faso : perspective historique*, Hambourg, Lit-Verlag, 2005.

[19] Banhoro Y., « Bobo-Dioulasso dans la lutte contre les grandes endémies en Afrique occidentale française », in : Katja Werthmann et Mamadou Lamine Sanogo, *La ville de Bobo-Dioulasso au Burkina Faso – Urbanité et appartenance en Afrique de l'Ouest*, Paris, Karthala, 2013.

[20] Banhoro Y., *« Le Centre hospitalier universitaire Yalgado Ouédraogo de Ouagadougou, un exemple des hôpitaux émergents au Burkina Faso au XXe siècle », in LɔŋGBOWU, Revue des Langues, Lettres et Sciences de l'Homme et de la Société, Kara- Togo, N°004, décembre 2017.*

[21] Sawadogo W. C., *Les grandes étapes du droit pharmaceutique, des indépendances à nos jours : cas du Burkina Faso*, Mémoire de master 2 en inspectorat pharmaceutique, Université Cheikh Anta Diop de Dakar, janvier 2015.

Aucune de ces recherches antérieures ne permet de comprendre les origines coloniales et l'évolution de la pharmacie contemporaine du Burkina Faso dans ses volets institutionnel, législatif, réglementaire, démographique et pratique professionnelle.

Au regard de l'importance de l'histoire en général et de celle de la pharmacie en particulier dans l'orientation des politiques de développement, l'écriture de l'histoire de la pharmacie au Burkina Faso apparaît comme une nécessité.

D'où l'intérêt et l'originalité de cet ouvrage dont le but est, d'une part, de faire connaître le passé du secteur pharmaceutique burkinabè et, d'autre part, de dégager des perspectives pour la profession de pharmacien.

Nous nous intéresserons dans un premier temps à l'histoire institutionnelle de la pharmacie au Burkina Faso.

CHAPITRE 2

Origines et évolution historique du cadre institutionnel de la pharmacie au Burkina Faso

Dans ce chapitre, il est question, d'une part, de l'histoire de la fédération de l'Afrique occidentale française et, d'autre part, des origines et des évolutions des institutions de la pharmacie, de la période coloniale à nos jours, suivant les bornes chronologiques fixées.

1. Cadre institutionnel de la pharmacie en Afrique occidentale française : de 1895 à 1960

Avant d'aborder l'organisation institutionnelle de la pharmacie française, il est important de rappeler l'histoire de l'Afrique occidentale française sous l'empire colonial.

1.1. Histoire de la fédération de l'Afrique occidentale française

L'Afrique occidentale française (AOF) était le regroupement au sein d'une même fédération de huit colonies françaises d'Afrique de l'Ouest entre 1895 et 1958. Elle fut créée le 16 juin 1895 initialement par l'Union du Sénégal, du Soudan français, de la Guinée et de la Côte d'Ivoire. Constituée en plusieurs étapes, elle réunit à terme la Mauritanie, le Sénégal, le Soudan français (devenu le Mali), la Guinée, la Côte d'Ivoire, le Niger, la Haute-Volta (devenue le Burkina Faso), le Togo et le Dahomey, l'actuel Bénin[22] (figure 3). Sa superficie atteignait 4.689.000 km², soit environ sept fois celle de la France. La fédération était placée sous l'autorité d'un Gouverneur général, dont dépendaient plusieurs lieutenants-gouverneurs, chefs de territoires ou colonies[23]. La capitale de l'AOF était Saint-Louis au Sénégal, où résidait le Gouverneur général, jusqu'en 1902. A cette date, elle était transférée à Dakar au Sénégal jusqu'à la dissolution de la fédération en 1958 (figure 2). **Jean-Baptiste Emile Louis Barthélémy CHAUDIÉ** (figure 1) fut le premier Gouverneur général de l'AOF du 16 juin 1895 au 1er novembre 1900. Au cours de l'an 1900, une grande épidémie de fièvre jaune sévit au Sénégal. Lui-même atteint par cette épidémie, il rentra en France et **Noël Eugène BALLAY** lui succèda. Le dernier Gouverneur général (1957 – 1960) fut **Pierre Auguste Michel Marie LAMI**[24].

---

22 Souvenir Français – Délégation générale des Hauts-de-Seine, « l'Afrique occidentale française », février 2017, en ligne : http://www.souvenir-français-92.org/2017/02/l-afrique-occidentale-ou-aof.html, consulté le 6 avril 2018.

23 Fierro A., « Afrique occidentale française (A.O.F) », *Encyclopaedia Universalis* https://www.universalis.fr/encyclopedie/afrique-occidentale-francaise/, consulté le 6 mars 2018.

24 Sénégal Online, Afrique occidentale française. https://www.senegal-online.com/histoire/afrique-occidentale-francaise_a-o-f/, consulté le 4 mars 2018.

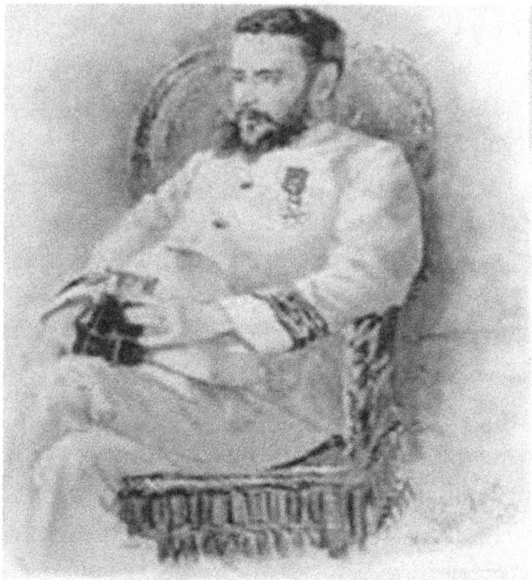
Jean-Baptiste Chaudié peint
d'après nature par Paul
Merwart en octobre 1897 (Le
Monde Illustré).

Jean-Baptiste Chaudié, Gouverneur-général AOF, 1895 – 1900, illustration de Paul Merwart 1897.

Le mandat du Gouverneur général était de promulguer et de faire appliquer les lois métropolitaines, dont la législation pharmaceutique, dans toutes les colonies françaises.

Au niveau de chaque colonie, le lieutenant-gouverneur, chef de territoire, veillait au respect des textes promulgués par le Gouverneur général. En ce qui concerne la pharmacie, il avait pour mission de délivrer les autorisations d'exercice personnel de la profession de pharmacien comme prévu par l'arrêté du 25 mai 1906 portant réglementation de l'exercice de la pharmacie en AOF[25]. Cet arrêté dispose que « tout pharmacien ou

[25] Afrique Occidentale Française. Arrêté du 25 mai 1906 réglementant l'exercice de la pharmacie en AOF – 1906.

médecin, avant d'ouvrir une officine ou d'entrer en possession d'une officine déjà établie, doit faire la demande et produire son diplôme au Lieutenant-gouverneur ainsi qu'au Greffe du tribunal dans le ressort duquel il doit exercer». **Frédéric Charles Edouard Alexis HESLING**, fut le premier Lieutenant-gouverneur de la Haute-Volta, poste qu'il occupa de mai 1919 à décembre 1927. Le dernier fut Max Berthet (15 juillet – 11 décembre 1958)[26]. L'ancien local de la Primature burkinabè est héritière du palais du Lieutenant-gouverneur de la colonie de Haute-Volta.

Le décret du 1er mars 1919 portant division de la colonie du Haut-Sénégal et du Niger et création de la colonie de Haute-Volta, divisa la colonie du Haut-Sénégal et du Niger en deux colonies distinctes : (i) la colonie de la Haute-Volta, dont le chef-lieu était établi à Ouagadougou, et dont le territoire recouvrait les cercles de Gaoua, Bobo-Dioulasso, Dédougou, Ouagadougou, Dori, Say et Fada N'Gourna et (ii) la colonie du Haut-Sénégal et du Niger, dont le territoire était réduit aux cercles restants.

Un décret du 5 septembre 1932 supprima la colonie de Haute-Volta et répartit son territoire entre les colonies du Niger, du Soudan français et de la Côte d'Ivoire. Enfin, la loi n°47-1707 du 4 septembre 1947, tendant au rétablissement du territoire de la Haute-Volta, abrogea le décret du 5 septembre 1932 et rétablit la Haute-Volta comme territoire d'Outre-mer, membre de l'AOF.

---

[26] Tiquet R. *« Mais que fait la police ? » Etude de la transmission de l'institution policière en Haute-Volta 1949-1966* ; Mémoire de master 2 d'Histoire contemporaine de l'Afrique, Université Paris 1 Panthéon-Sorbonne, juin 2011.

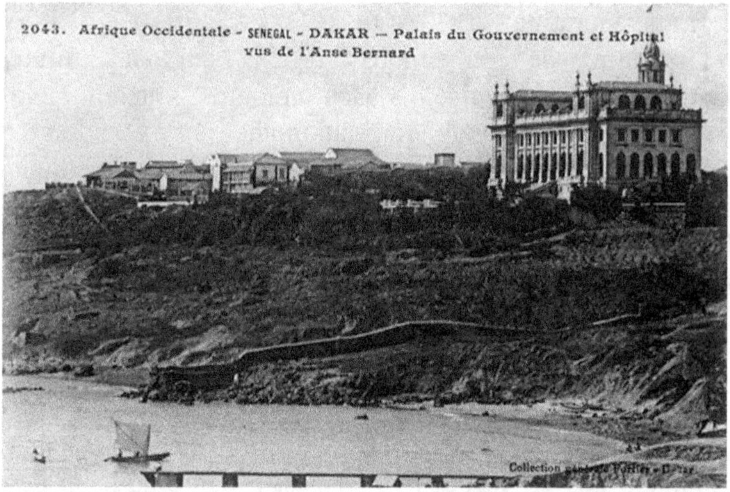
2043. Afrique Occidentale - SENEGAL - DAKAR — Palais du Gouvernement et Hôpital vus de l'Anse Bernard

Dakar – Le palais du Gouverneur général, http://www.souvenir-francais-92.org/2017/02/l-afrique-occidentale-francaise-ou-aof.html/, consulté le 7 mars 2018.

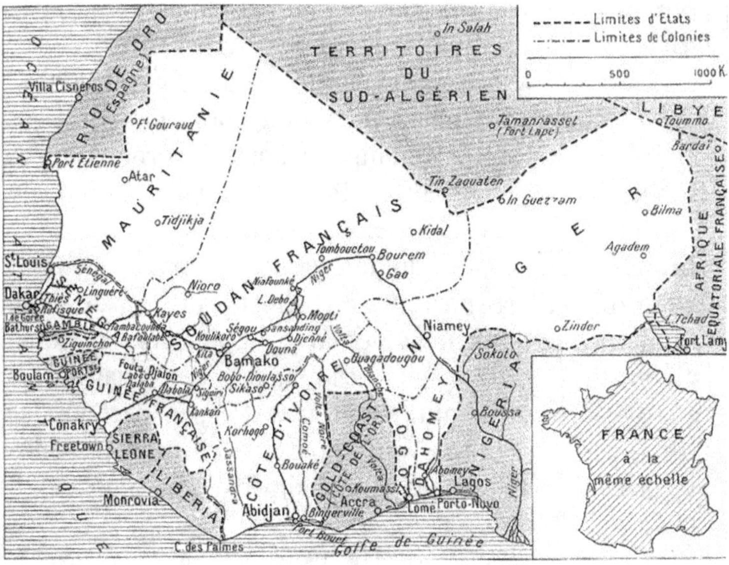

Carte de l'AOF – 1936, http://www.souvenir-francais-92.org/2017/02/l-afrique-occidentale-francaise-ou-aof.html/, consulté le 7 mars 2018.

La Fédération de l'AOF cessa d'exister après le référendum de septembre 1958 pour la future Communauté française, et les colonies votèrent leur transformation en républiques autonomes, à l'exception de la Guinée, qui vota pour son indépendance immédiate. L'indépendance des autres républiques en 1960 marqua la fin de l'AOF. A sa dissolution, l'AOF comptait plus de 25 millions d'habitants.

1.2. Origines et évolutions des institutions pharmaceutiques coloniales

La pharmacie française, au cours de l'expansion coloniale des XIXe et XXe siècles, a participé sous des formes diverses à écrire l'histoire des colonies et de la colonisation. Dans les TOM comme en AOF, le domaine de la pharmacie et du médicament était administré par les institutions de la métropole au sein desquelles le pharmacien jouait le rôle de pierre angulaire.

Le Service de santé des troupes coloniales (1890 – 1968) a occupé une place exceptionnelle dans l'histoire sanitaire des colonies, notamment dans la formation des pharmaciens coloniaux avec l'Ecole du Pharo à Marseille qui forma 386 pharmaciens entre 1905 et 1980[27].

Le Corps de santé colonial, créé en 1903, avait pour mission de soigner, chercher et former. Au sein de cette institution, le pharmacien colonial avait plusieurs métiers : gestionnaire des hôpitaux, gestionnaire des pharmacies d'approvisionnement militaires ou civiles, inspecteur des pharmacies, chimiste ou botaniste-chercheur dans l'exploration des plantes médicinales africaines[28]. Il

---

[27] Heraut L-A., *La médecine militaire coloniale française, une aventure médicale de trois quarts de siècle (1890-1968)*, Histoire des sciences médicales -Tome XL – N°4-2006.

[28] Bruno B., *Colonisation et pharmacie (1830-1962) : une présence diversifiée de 130 ans des pharmaciens français*, Villeparisis, France, 38e congrès international de l'histoire de la pharmacie, septembre 2007.

contribuait également à la répression des fraudes et à la rédaction des expertises toxicologiques et de médecine légale. Les pharmaciens du Corps de santé colonial exerçaient aussi leur art dans les Instituts Pasteur d'Outre-Mer où ils dirigeaient les services de chimie[29].

Outre ces services pharmaceutiques, la pharmacie coloniale était instituée sous diverses formes :

Le corps des inspecteurs de pharmacies

Les premiers textes d'application nationale cadrant la police de la pharmacie datent de la loi du 21 Germinal An IX du 11 avril 1803 qui légiférait l'exercice de la pharmacie[30]. A cette époque, le contrôle des officines consistait en des visites régulières par des membres des écoles de médecine et de pharmacie accompagnés d'un commissaire de police. Ces visites veillaient à la bonne qualité des drogues et médicaments. Par la suite, la loi du 11 septembre 1941 modifia profondément l'inspection des pharmacies[31]. Celle-ci est rattachée au Secrétariat d'Etat de la famille et de la santé et les visites sont réalisées par des inspecteurs régionaux des pharmacies. Ces derniers étaient recrutés parmi les titulaires du diplôme d'Etat de pharmacien, suite à un concours administratif à partir duquel de nouveaux inspecteurs étaient nommés et affectés dans les régions par le secrétaire d'Etat. Leur répartition dans les régions sanitaires était proportionnelle au nombre de pharmaciens exerçant dans ladite région et ils étaient rattachés aux directions régionales de la santé et de l'assistance. Les pharmaciens-inspecteurs, qui ne pouvaient exercer aucune autre activité professionnelle

---

[29] ASNOM : Association Amicale Santé Navale et d'Outremer, *L'historique du service de santé des troupes coloniales, 2018.*

[30] Fouassier E., *Bicentenaire de la loi du 21 Germinal An XI. Le cadre général de la loi du 21 Germinal An XI*, mars 2003.

[31] Loi du 11 septembre 1941 relative à l'exercice de la pharmacie, Journal officiel de l'Etat français, lois et décrets, 6 août 1942.

exceptée au sein d'un établissement hospitalier ou dans les facultés, étaient en mesure de contrôler notamment les officines mais également les établissements pharmaceutiques et les dépôts de médicaments. Ils étaient chargés de contrôler l'application de l'ensemble des lois se rapportant à l'exercice de la pharmacie dans la métropole française et dans les TOM. Le financement de l'inspection des pharmacies était couvert par une contribution proportionnelle au chiffre d'affaires réalisé annuellement par chaque pharmacien d'officine, droguiste, répartiteur ou fabricant de spécialités.

L'École de médecine de l'AOF

L'École de Médecine de l'Afrique occidentale française a été créée par décret du Président de la République française le 1er novembre 1918, pour assurer la formation d'un personnel médical et paramédical local africain tels que les médecins auxiliaires et les pharmaciens auxiliaires, pour seconder les médecins et pharmaciens coloniaux et les sages-femmes[32]. Ce personnel était destiné au Service d'assistance médicale indigène créé par arrêté du 8 février 1905. Le projet de création de cette école était inscrit dans les priorités du pouvoir colonial après-guerre (1914-1918), pour promouvoir le progrès économique et social des colonies, dans le but de protéger la population africaine contre la maladie. Dans ce sens, la création de services sanitaires et le renforcement du personnel médical s'imposaient. Presque tous les enseignants appartenaient au Corps de santé colonial puis en 1927 (date de création des concours internes), les chefs de service deviennent des agrégés du Corps. L'école disposait de quatre sections de formation à savoir la section de médecine (4 ans d'études),

[32] Société française d'histoire des Outre-mers, *la Faculté de Médecine, Pharmacie et d'Odonto-Stomatologie de Dakar face aux mutations de l'histoire et aux enjeux du monde de demain*, décembre 2018.

la section de pharmacie (3 ans d'études), la section des sages-femmes (3 ans d'études) et la section des vétérinaires (3 ans d'études) qui sera transférée à Bamako au Mali. Il n'y avait pas encore de diplômes d'Etat, la fin des études était sanctionnée par une qualification administrative, « médecins ou pharmaciens auxiliaires ». Plusieurs hommes politiques africains ont été élèves de cette école. Un des plus connus est Feu le Président Félix Houphouët-Boigny, major de la promotion de médecine de 1925. L'Ecole a été transformée par un décret du 11 août 1944 en « Ecole africaine de médecine et de pharmacie de Dakar ». A partir de 1950, elle dépendait de l'Université et de l'Education nationale française ; c'était le début de la préparation des diplômes d'État. Le bilan de cette école en juillet 1953, après 32 promotions, était de 582 médecins, 87 pharmaciens et 447 sages-femmes formés. La même année, elle devint « Ecole préparatoire de médecine et de pharmacie de Dakar » qui commença à délivrer des diplômes d'Etat. Cette dernière assure les trois premières années de formation qui se déroulent par la suite pendant trois autres années en France et essentiellement à Bordeaux. Le 24 février 1957, est créée officiellement l'Université de Dakar devenue l'Université Cheikh Anta Diop le 30 mars 1987.

Le service central de la pharmacie de Paris

Le décret du 17 avril 1942, portant organisation du service central de la pharmacie et de l'inspection régionale des pharmacies, fixa les missions de cette institution dont la principale était la direction administrative de la pharmacie en France et dans les TOM jusqu'en 1966.

L'Ordre national des pharmaciens (ONP)

En 1945, le 5 mai, après la seconde guerre mondiale, **Charles Tillon**, ministre de la santé publique par intérim, signe avec le général De Gaulle l'ordonnance instituant le premier Ordre des professions de santé après-guerre sous sa forme moderne : l'Ordre des pharmaciens dont le Conseil national est le défenseur de la légalité et de la moralité professionnelle. Ce premier ordre professionnel de santé en France fut créé par l'ordonnance n°45-919 du 5 mai 1945 portant institution d'un Ordre national des pharmaciens[33]. En effet, les organisations syndicales des pharmaciens que sont l'Association générale des syndicats pharmaceutiques de France et des colonies (AGSPFC), l'Union des syndicats des grandes pharmacies de France et des colonies (USGPFC) et la Chambre syndicale des pharmaciens de Paris et de la Seine (CSPPS) réclamaient la création d'un organisme officiel régulateur de la profession suite à la concurrence anarchique entre pharmaciens d'officine : absence de toute règle pour répartir géographiquement les pharmacies selon les besoins de la population, affirmations thérapeutiques incontrôlées en faveur des médicaments, pratiques commerciales outrancières,

Les syndicats des titulaires d'officine n'avaient pas les moyens juridiques de répondre à ce besoin. En effet, une éventuelle exclusion d'un pharmacien de son syndicat pour une conduite discréditant la profession n'entraînait pas une interdiction de l'exercice contestable, pourtant nécessaire dans l'intérêt du patient. Ainsi est née l'idée d'une inscription obligatoire à un ordre qui constituerait une condition légale d'exercice. Cela signifiait que celui qui se trouverait exclu par sanction disciplinaire, temporairement ou définitivement, pour des manquements aux devoirs professionnels, ne pourrait plus exercer durant ladite exclusion. L'Ordre des pharmaciens était ainsi à l'origine, avant-guerre, envisagé sous la forme d'un

[33] Ordonnance n°45-919 du 5 mai 1945 portant institution d'un ordre national des pharmaciens. J.O.R.F. Lois et décrets 6 mai 1945 p. 2569-71.

groupement professionnel, unique, imposé et institué essentiellement pour régler des différends entre confrères[34]. Mais l'ordonnance du 5 mai était allée au-delà du principe de régulation interne des pratiques. Elle a conçu l'institution ordinale comme un instrument de défense des intérêts de la société, c'est-à-dire du public et des malades. Ainsi, l'ONP avait pour missions :

a) d'assurer le respect des devoirs professionnels ;
b) d'assurer la défense de l'honneur et de l'indépendance de la profession ;
c) de veiller à la compétence des pharmaciens ;
d) de contribuer à promouvoir la santé publique et la qualité des soins, notamment la sécurité des actes professionnels.

A sa création, l'ONP était divisé en quatre sections :

- Section A : pharmaciens titulaires d'officine ;
- Section B : pharmaciens propriétaires, gérants, administrateurs des établissements qui se livrent à la fabrication des produits pharmaceutiques spécialisés ;
- Section C : pharmaciens droguistes et pharmaciens répartiteurs ;
- Section D : pharmaciens des établissements hospitaliers, pharmaciens biologistes, pharmaciens mutualistes, pharmaciens salariés et les pharmaciens non susceptibles de faire partie des sections précédentes.

Faisaient exception à l'inscription au tableau de l'ordre, les pharmaciens inspecteurs, les pharmaciens fonctionnaires ou assimilés des ministères de la santé

[34] Villoria M., *1930 – 1950 : une époque charnière pour la pharmacie française ; Thèse d'exercice en pharmacie,* Université Claude Bernard – Lyon 1, n°139, décembre 2016.

publique et de l'éducation nationale n'exerçant pas d'activité pharmaceutique et les pharmaciens des armées qui ne sont donc inscrits dans aucune section. L'ensemble de ces sections était dirigé par un conseil central composé de représentants des facultés, un inspecteur de pharmacie représentant les autorités de santé et des pharmaciens membres eux-mêmes de ces sections.

L'Ordre national des pharmaciens possédait également dans chaque région sanitaire un conseil régional de pharmaciens composé de représentants pharmaciens des facultés de pharmacie, locales, nommés par le recteur de l'académie, un inspecteur des pharmacies (représentant le directeur régional de la santé et de l'assistance) et des pharmaciens d'officines élus pour quatre ans par leurs pairs proportionnellement à leur nombre dans chaque département. Le Conseil régional statue sur les demandes d'inscription au tableau A. Il peut délibérer sur des affaires soumises à son examen par son président, le directeur régional de la santé et de l'assistance, le Conseil central de la section A, les syndicats pharmaceutiques ou tout pharmacien inscrit à l'ordre dans la région. Il peut se constituer en chambre de discipline pour juger un confrère, auquel cas il peut prononcer des peines de réprimande, blâme avec inscription au dossier, interdiction temporaire ou définitive de servir une ou la totalité des fournitures faites, interdiction pour une durée temporaire maximum de cinq ans d'exercer la pharmacie, interdiction définitive d'exercer la pharmacie. Ces sanctions peuvent faire l'objet d'appel devant le Conseil national de l'ordre des pharmaciens (CNOP). Les conseils centraux des sections B, C et D possèdent les mêmes droits et les mêmes attributions que les conseils régionaux.

Enfin, l'ordre était sous la gouverne d'un Conseil national composé de membres de ses différentes sections ainsi qu'à l'image des autres conseils, des représentants des facultés et un inspecteur de pharmacie représentant les autorités de santé. Parmi ce conseil, est élu un bureau composé d'un président, un vice-président et quatre conseillers. Le conseil a pour mission la coordination de l'action des conseils centraux et régionaux et joue un rôle d'arbitrage entre les différentes branches de la profession. Il peut être saisi par le ministre de la Santé ou les conseils centraux. Le tout premier Président du Conseil national de l'Ordre des pharmaciens fut Augustin Damiens (1945 – 1946).

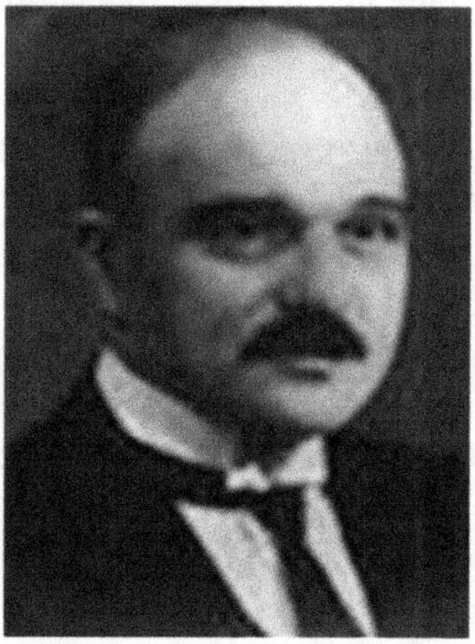

Augustin Damiens, premier Président du Conseil national des pharmaciens, 1945 – 1946

L'ordre avait en charge la rédaction du code de déontologie pharmaceutique qui fixe, pour les fonctionnaires exerçant la pharmacie, les relations entre les administrations et les conseils de l'ordre dont ils dépendaient. Ce code n'est pas le code actuel qui est l'héritier du décret de 1953, qui s'applique à tous les pharmaciens inscrits.

Il sera institué en 1953, par la loi n°53-662 du 1er août 1953, un ONP regroupant les pharmaciens exerçant dans les départements et territoires d'Outre-mer français, le

Togo et le Cameroun. Il est placé sous le contrôle d'un Conseil national de l'Ordre des pharmaciens dont le siège est à Paris[35]. Cette nouvelle organisation divisait l'instance ordinale en six (6) sections ; les quatre premières sections comprenaient les pharmaciens exerçant leur art sur le territoire de la métropole et en Algérie. Elles sont ainsi réparties entre elles :

- Section A : pharmaciens titulaires d'officine ;
- Section B : pharmaciens propriétaires, gérants, administrateurs des établissements qui se livrent à la fabrication des produits pharmaceutiques spécialisés ;
- Section C : pharmaciens droguistes et pharmaciens répartiteurs ;
- Section D : pharmaciens des établissements hospitaliers, pharmaciens biologistes, pharmaciens mutualistes, pharmaciens salariés et généralement tous autres pharmaciens exerçant dans la métropole et en Algérie et non susceptibles de faire partie de l'une des sections A, B et C, à l'exception des pharmaciens visés à l'article 31 de cette loi qui disposait que « les inspecteurs de la pharmacie, les pharmaciens fonctionnaires ou assimilés du Ministère de la santé publique, les pharmaciens fonctionnaires ou assimilés du Ministère de l'éducation nationale, n'exerçant pas par ailleurs d'activité pharmaceutique et les pharmaciens appartenant au cadre actif du Service de santé des armées de terre, de mer et de l'air, ne sont inscrits sur aucun tableau de l'Ordre ».
- Section E : les pharmaciens exerçant dans les départements de la Guadeloupe, de la Guyane française, de la Martinique et de la Réunion, à l'exception des pharmaciens visés à l'article 31.

[35] Afrique occidentale française, JOAOF, 21 novembre 1953, op., cit., p. 19.

- Section F : ensemble des pharmaciens exerçant leur art dans les territoires d'Outre-mer, au Togo et au Cameroun, à l'exception des pharmaciens visés à l'article 31.

La naissance des institutions centrales de la pharmacie telles que le service de l'inspection pharmaceutique, le service central de la pharmacie et l'ONP résulterait de la lutte des apothicaires, ancêtres des pharmaciens, après la séparation de la médecine et de la pharmacie dans le but d'affirmer leur monopole aussi bien dans l'intérêt de la santé publique que pour défendre leur indépendance. Cette lutte était contre la concurrence illégale pratiquée par les divers corps de métiers et même par des médecins qui préparaient et vendaient eux-mêmes, contre les charlatans et les vendeurs de remèdes non autorisés. Successivement, la déclaration royale de 1777, la loi du 21 Germinal An XI et la loi du 11 septembre 1941 légiférèrent le domaine de la pharmacie avec pour conséquences la création de ces institutions chargées des questions pharmaceutiques.

Aussi, la recherche de la matière première pharmaceutique obligea la puissance coloniale à organiser les pratiques pharmaceutiques dans les TOM.

La Pharmacie d'approvisionnement (PHARMAPRO)

Comme l'appellation l'indique, il s'agissait de la pharmacie qui approvisionnait en médicaments, pansements et en matériel médical, chirurgical et dentaire toutes les formations sanitaires de la colonie (service de santé colonial). La pharmacie fédérale d'approvisionnement, installée à Dakar au Sénégal, commandait les produits pharmaceutiques en métropole et ravitaillait toutes les autres PHARMAPRO des colonies de l'AOF. Cet établissement pharmaceutique était installé progressivement dans toutes les colonies françaises. Ainsi, dans la colonie de la Haute-Volta, elle fut installée à Bobo-Dioulasso en 1928 et représente l'embryon du secteur pharmaceutique burkinabè. Elle assurait l'approvisionnement des services de santé en médicaments qu'elle commandait à la pharmacie fédérale. La PHARMAPRO réalisait également des préparations officinales comme l'élixir parégorique.

La création de la PHARMAPRO à Bobo-Dioulasso pourrait s'expliquer par le fait que cette ville fut un carrefour commercial important de l'Afrique de l'Ouest pendant la période précoloniale et un centre de convergences des actions de lutte contre les grandes endémies en Afrique occidentale sous la domination coloniale française[36]. La PHARMAPRO serait l'instrument colonial de lutte contre ces grandes endémies en rendant disponibles les médicaments essentiels aux populations. Selon le pharmacien Jacques OUANDAOGO, propriétaire de la Pharmacie Maignon, *« ... le colonel Frédric, un pharmacien français, fut Directeur de la Pharmapro, à l'approche des indépendances. Feu Paul OUEDRAOGO, pharmacien ex-propriétaire de la Pharmacie Moderne de Bobo-Dioulasso, l'a remplacé à ce poste après les indépendances, suite à la transformation de cette structure en pharmacie nationale ».*

Cet établissement pharmaceutique colonial a existé jusqu'en 1963 où il sera dissous et remplacé par la Pharmacie nationale (PN).

---

[36] Selon l'étude menée par l'historien contemporain Yacouba BANHORO, sur la lutte contre les grandes endémies en AOF, Bobo-Dioulasso fut un important carrefour commercial colonial.

Le Ministère de la santé publique territoriale de la Haute-Volta

C'est en 1958 que le Haut-Commissaire Max BERTHET, chef du territoire de la Haute-Volta, prît l'arrêté n°558-MSP portant organisation territoriale de la santé publique et transforma le Service local de la santé publique de la Haute-Volta en Ministère de la santé publique territoriale (MSPT)[37]. C'est ce ministère qui aura en charge la santé de la population de la République de Haute-Volta jusqu'en 1966. La direction de la PHARMAPRO fut rattachée à ce ministère. Le MSPT était organisé comme suit :

- l'administration centrale de la santé publique ;
- le cabinet du ministre avec les structures qui lui sont rattachées : (i) l'Inspection des services sanitaires et médicaux (ISSM), (ii) le bureau d'études chargé de la préparation de la réglementation ainsi que toutes les décisions et instructions relatives à la santé publique et (iii) le bureau du budget et de la comptabilité.

Ce fut le début de l'autonomisation des colonies et le transfert de compétences institués par la Constitution française du 4 octobre 1958 qui ouvrait la porte aux indépendances[38].

---

[37] République de Haute-Volta, arrêté n°558-MSP portant organisation territoriale de la santé publique, JO de la République de Haute-Volta du 15 novembre 1958. p.743.

[38] La Constitution française d'octobre 1958, adoptée par référendum, instituait la décolonisation des territoires d'Outre-mer français.

2. Cadre institutionnel de la pharmacie en République de Haute-Volta, des indépendances au premier Code de santé publique : 5 août 1960 – 28 décembre 1970

En 1960, conformément à la Constitution française de la Ve République d'octobre 1958, les colonies françaises commencèrent à accéder aux indépendances après celle de la Guinée (Guinée-Conakry), le 2 octobre 1958[39]. Le 5 août 1960, avec Maurice YAMÉOGO comme premier Président de la République, la Haute-Volta accéda à l'indépendance.

Après les indépendances, la République de Haute-Volta commença à mettre en place les institutions nécessaires à son autonomisation. Dans le domaine sanitaire, le pays avait bénéficié des infrastructures sanitaires coloniales, notamment celles de l'Assistance médicale indigène (AMI), ce qui lui a permis d'avoir un système de santé post-colonial calqué sur le modèle français[40]. Le premier code de santé publique n'a été adopté qu'une décennie plus tard, le 28 décembre 1970 (Journal officiel du 21 janvier 1971).

En 1966, le décret n°277/PRES.SP.P du 6 août 1966 transforma le Ministère de la santé publique en Ministère de la santé publique et de la population (MSPP)[41]. Ce nouveau ministère était organisé comme suit :

- le cabinet du ministre qui fonctionnait également comme secrétariat du ministre et comme conseiller

[39] Jeune Afrique. Politique. Chronologie des indépendances africaines, août 2010.

[40] Meunier A., Système de soins publics et organisation territoriale. Approche de l'espace burkinabè. *In : L'information géographique*, volume 68, n°4, 2004. pp.375-378.

[41] République de Haute-Volta, décret n°277-PRES.SP.P du 6 août 1966 portant attributions et organisation du Ministère de la santé publique et de la population. JO de la République de Haute-Volta, du 18 août 1966. p.387.

sur les aspects juridiques des décisions ministérielles ;

- la Direction de la Pharmacie nationale, héritière de la Pharmacie d'approvisionnement (PN), rattachée au cabinet du ministre ;
- la Direction générale de la santé publique, de la population et des affaires sociales (DGSPPAS), composée de trois directions techniques (direction de la santé rurale, direction de la santé urbaine et direction des affaires sociales) et de cinq sections dont la « section de pharmacie ».

Trois (03) institutions ont été en charge de la pharmacie et du médicament au cours de la décennie 1960 – 1970 : la Pharmacie nationale, la Section de pharmacie de la DGSPPAS et le Syndicat des pharmaciens de Haute-Volta.

2.1. La Pharmacie nationale (PN)

Le 24 juillet 1963, à l'Assemblée nationale de Haute-Volta, une loi fut votée créant un établissement public national de l'Etat, à caractère industriel et commercial, qui prend le nom de Pharmacie nationale de Haute-Volta, dotée de la personnalité civile et de l'autonomie financière[42]. Cette loi dissout du même coup la PHARMAPRO. L'intégralité de cette loi, qui est la première relative à la pharmacie au Burkina Faso postcolonial, est présentée en annexe 1.

La Pharmacie nationale ainsi créée par la loi n°38/63/AN du 24 juillet 1963 (Journal officiel du 17 août 1963) avait l'organisation suivante :

- une direction générale ;

[42] Décret n°404-PRES-LAN du 17 août 1963 portant promulgation de la loi n°38-63-AN portant création d'une Pharmacie Nationale de Haute-Volta. JO de la République de Haute-Volta, 17 août 1963.

- une direction technique comprenant quatre (04) services :
  - le service de comptabilité ;
  - le service de médicaments et matériel ;
  - le service du personnel ;
  - le service de transit.

La principale mission de la Pharmacie nationale était de mettre en place une politique d'accessibilité géographique et financière des médicaments essentiels aux populations. Elle réalisait donc les opérations de la PHARMAPRO et avait bénéficié d'elle en dotation de bâtiments, de matériel, de stocks et de fonds de roulement.

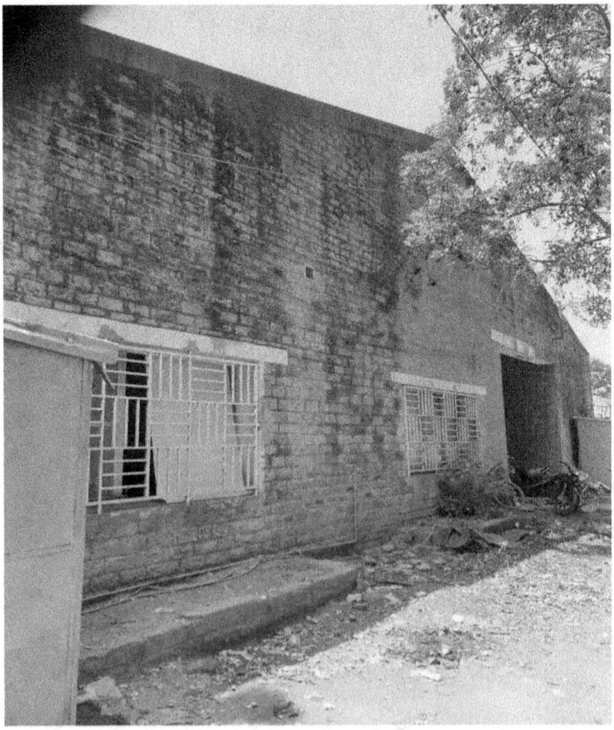

Vue de profil du Bâtiment qui a abrité la Pharmapro, la Pharmacie Nationale et l'ONAP à Bobo-Dioulasso. Il est situé dans la cours du Centre régional de transfusion sanguine des Hauts-Bassins

Dans l'optique d'assurer l'accessibilité géographique et financière des médicaments essentiels aux populations, la pharmacie nationale devrait organiser et discipliner le circuit d'importation et de distribution des produits pharmaceutiques en Haute-Volta. Pour ce faire, elle avait initié les stratégies suivantes :

- ouvrir initialement cinq officines de pharmacie à Ouagadougou, Bobo-Dioulasso, Koudougou, Ouahigouya et Fada-N 'Gourma ;
- ouvrir des dépôts de vente là où les officines ne peuvent s'implanter ;
- ouvrir ultérieurement d'autres nouvelles officines ;
- approvisionner les formations sanitaires publiques mais aussi privées en produits pharmaceutiques essentiels.

Cet approvisionnement consistait en :

- la distribution en gros et au détail des médicaments et produits médicamenteux, des plantes médicinales, des produits chimiques et de toutes les matières premières destinées à la pharmacie ;
- la préparation et l'acquisition ainsi que le stockage de tout produit pharmaceutique en vue de la vente intérieure de la Haute-Volta ou à l'étranger ;
- la fabrication ou le conditionnement des produits pharmaceutiques en vue de la vente ;
- la réalisation de toutes opérations commerciales, financières et manufacturières se rapportant directement ou indirectement à l'industrie pharmaceutique.

L'article 10 de la loi n°38/63/AN du 24 juillet 1963 portant création de la Pharmacie nationale dispose qu'elle « est gérée par un pharmacien directeur nommé par le Ministre de la santé publique et de la population avec l'agrément du Conseil d'administration qui peut lui retirer son agrément. Dans ce cas, le Ministre de la santé publique et de la population est habilité à nommer un nouveau directeur ». Le docteur feu Paul OUEDRAOGO, fut nommé premier directeur de la Pharmacie nationale, née des cendres de la PHARMAPRO. Il sera succédé par le docteur Sina SERE, de la Pharmacie Keneya, en 1973. Ce dernier restera à ce poste jusqu'en 1981 où il sera remplacé par le docteur Adama Jacques OUANDAOGO. En 1982, la Pharmacie nationale sera dissoute en faveur de la création de l'Office national de l'approvisionnement pharmaceutique (ONAP). La Pharmacie nationale n'a pas pu opérationnaliser sa mission de production locale. Le manque de ressources humaines pharmaceutiques à l'époque serait la principale raison.

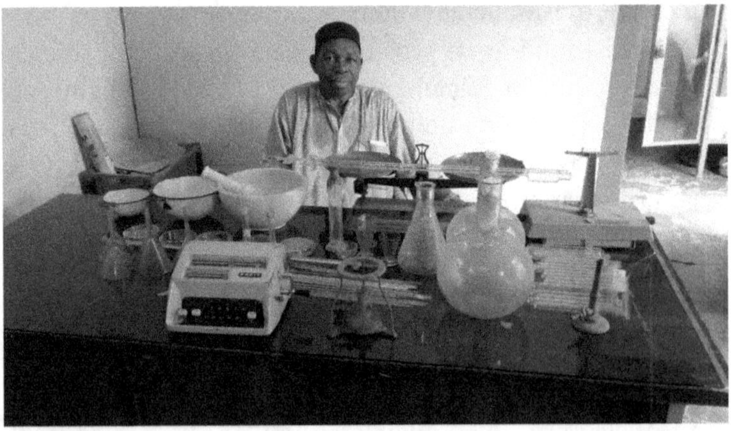

Matériel (mortier, balances, tubes à essai, ...) de la Pharmacie Nationale hérité de la Pharmapro, acheté dans les années 80 par Dr Adama Jacques OUANDAOGO (image), pharmacie Maignon – Ouagadougou

2.2. La Section de pharmacie de la DGSPPAS

L'article 6 de l'arrêté n°2954 SP.P.CAB du 1er septembre 1966 qui définit les attributions de la DGSPPAS du Ministère de la santé publique et de la population dispose que « la section de pharmacie est chargée de l'achat, du contrôle et de la distribution des médicaments et du matériel médical. Elle étudie les demandes d'importation de médicaments et contrôle l'entrée dans le pays, la répartition et l'utilisation des stupéfiants. Le chef de la section de pharmacie exerce également les fonctions d'inspecteur des pharmacies »[43].

2.3. Le Syndicat des pharmaciens de Haute-Volta (SPHV)

Le Syndicat des pharmaciens de Haute-Volta (SPHV) a été créé 1969, lors de l 'Assemblée générale constitutive du 14 novembre 1969 et dont le Procès-verbal est présenté en annexe 2. Avec pour mission de veiller à l'organisation de la profession de pharmacien, le SPHV défend les intérêts matériels, moraux et économiques de ses membres. Il est composé de pharmaciens exerçant dans les différents domaines d'activités pharmaceutiques et ayant adhéré au syndicat. Le SPHV a joué, par défaut, le rôle d'ordre professionnel jusqu'en 1992 où il sera créé un ordre unique des médecins, des pharmaciens et des chirurgiens-dentistes. Le SPHV comprenait neuf membres à sa création que sont Madame Ryssalatou DIAWARA, Madame TADDEI, M. RANDRIANJOHANY, M. **Paul BALKOUMA** actuellement doyen d'âge des pharmaciens, M. Amadou TRAORE, M. André KAMBOU, M. Bernard CUISINE, M. Paul

[43] Arrêté n°2954 SP.P.CAB du 1er septembre 1966 portant attributions de la Direction générale de la Santé publique, de la population et des affaires sociales. JO République de Haute-Volta du jeudi 1er septembre 1966.

OUEDRAOGO et le Colonel FREDRIC[44]. La composition du tout premier Bureau exécutif du SPHV était la suivante :

- Président : **Madame DIAWARA Ryssalatou**, in memoriam ;
- Vice-président : **TRAORE Amadou**, in memoriam ;
- Secrétaire : **KAMBOU André**, in memoriam ;
- Secrétaire-adjoint : **RANDRIANJOHANY,** pharmacien d'origine malgache ;
- Trésorier : **CUISINE Bernard,** pharmacien officinal colonial (pharmacie Cuisine, actuelle pharmacie moderne de Bobo-Dioulasso).

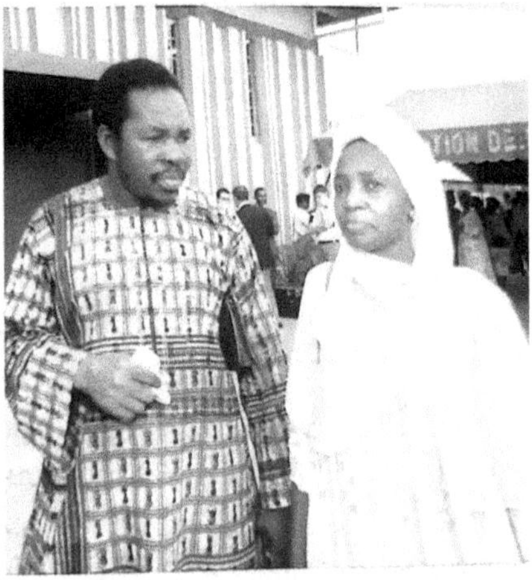

Dr Ryssalatou DIAWARA, première Présidente du SPBF, en compagnie de Dr Jacques OUANDAOGO, lors de l'inauguration de LABOREX BURKINA, en 1995.

[44] Procès-verbal de l'Assemblée constitutive de la création du Syndicat des pharmaciens de Haute-Volta, 14 novembre 1969.

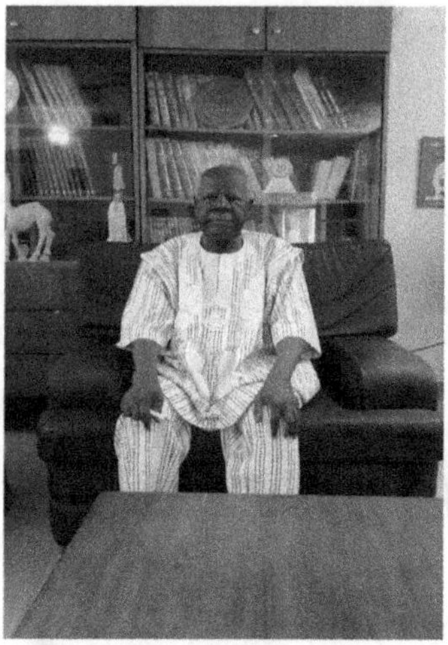

Dr Paul BALKOUMA, membre fondateur du Syndicat des pharmaciens de Haute Volta, promoteur de la Pharmacie du Sud, doyen d'âge des pharmaciens du Burkina Faso

Le docteur **Kpamiko André KAMBOU** fut le pharmacien pionnier du secteur pharmaceutique au Burkina Faso. En effet, après l'obtention de son baccalauréat en 1952, il partit pour Toulouse en France où il fit ses études en pharmacie après avoir été contraint de repasser son baccalauréat. En 1958, il partit avec d'autres Voltaïques médecins en Guinée-Conakry pour soutenir le Président Ahmed Sékou Touré après l'indépendance de son pays, le premier pays de l'AOF à accéder à l'indépendance. C'est le 1er juillet 1959 qu'il a soutenu brillamment sa thèse en pharmacie. Cette thèse a été primée d'une médaille de bronze à l'Université de Toulouse le 18 décembre 1959. Il devint docteur d'université – mention pharmacie le 5 mai 1960. En cette même année, il obtint deux certificats d'études spécialisées, l'un en bactériologie pharmaceutique et technique, et l'autre en sérologie appliquée au diagnostic des maladies vénériennes. Il rentra en Haute-Volta en 1961 et un an plus tard, le 6 janvier 1962, il ouvrit la

Pharmacie du Houet à Bobo-Dioulasso, première officine de pharmacie appartenant à un pharmacien voltaïque[45].

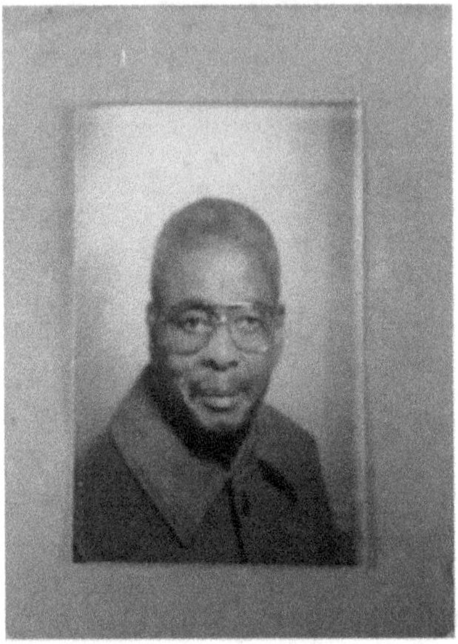

Dr Kpamiko André KAMBOU (Pharmacie du Houet), premier pharmacien voltaïque, 05 novembre 1927 – 28 janvier 1995.

L'insuffisance institutionnelle du secteur pharmaceutique d'antan, notamment l'absence d'un ordre professionnel et l'impératif de défendre les intérêts des pharmaciens, surtout ceux du secteur privé, étaient entre autres les raisons de la naissance du Syndicat des pharmaciens de Haute-Volta. De neuf membres à sa création en 1969, le Syndicat des pharmaciens de Haute-Volta devenu Syndicat des pharmaciens du Burkina Faso compte aujourd'hui plus de 350 inscrits[46].

[45] Informations recueillies auprès de Madame Fabienne KAMBOU, fille de feu Dr André KAMBOU.

[46] Donnée recueillie auprès du Syndicat des pharmaciens du Burkina Faso.

3. Cadre institutionnel de la pharmacie en République de Haute-Volta et au Burkina Faso, du premier au deuxième Code de santé publique (du 28 décembre 1970 au 19 mai 1994)

En application du Code de la santé publique du 28 décembre 1970, le Ministère de la santé a subi de perpétuels changements afin de répondre au mieux aux questions de santé publique, notamment en ce qui concerne l'accessibilité aux médicaments essentiels. Cette période a été marquée par la transformation permanente du système d'approvisionnement pharmaceutique et la naissance d'institutions de la pharmacie.

3.1. La Direction des services pharmaceutiques (DSPh)

En 1975, à l'occasion d'une nouvelle organisation du Ministère de la santé publique, la Section de pharmacie, née en 1966, va évoluer en Direction des services pharmaceutiques (DSPh), rattachée à la Direction générale de la santé publique (DGSP). M. Hubert Yaméogo, pharmacien-chef de l'hôpital Yalgado Ouédraogo (propriétaire de l'actuelle Pharmacie de l'Espoir à Ouagadougou) fut nommé, cumulativement avec ses fonctions, premier Directeur des services pharmaceutiques[47]. Après lui, les pharmaciens **Adama Jacques OUANDAOGO**, **Seydou SAWADOGO,** in memoriam (Pharmacie Fraternité), **Felix OUEDRAOGO** de la Pharmacie Solidarité à Bobo-Dioulasso, **Ambroise DAMIBA**, **Paul SOMDA**, **Aguiratou SAWADOGO** (Pharmacie Sigri), **Mahamadou COMPAORE**, vont occuper ce poste[48]. C'est pendant la direction de Dr Paul

[47] Décret n°75-56 PRES.SP.P.AS du 19 février 1975. JO de la République de Haute-Volta, 20 février 1975.

[48] Propos recueillis auprès du Dr Adama Jacques OUANDAOGO de la Pharmacie Maignon.

SOMDA que la première version du Lexique des produits pharmaceutiques, l'ancêtre de l'actuelle nomenclature national des spécialités pharmaceutiques et médicaments génériques, a été élaborée par le service de l'enregistrement et de la pharmacovigilance de la DSPh, en décembre 1990.

La DSPh fut l'autorité de réglementation pharmaceutique embryonnaire et la principale institution administrative publique de la pharmacie jusqu'en 2002 où elle sera érigée, par le docteur Mahamadou COMPAORE et ses pairs, en Direction générale de la pharmacie, du médicament et des laboratoires (DGPML). Ci-dessous quelques photos du bâtiment qui a abrité la DSPh et des pharmaciens directeurs des services pharmaceutiques.

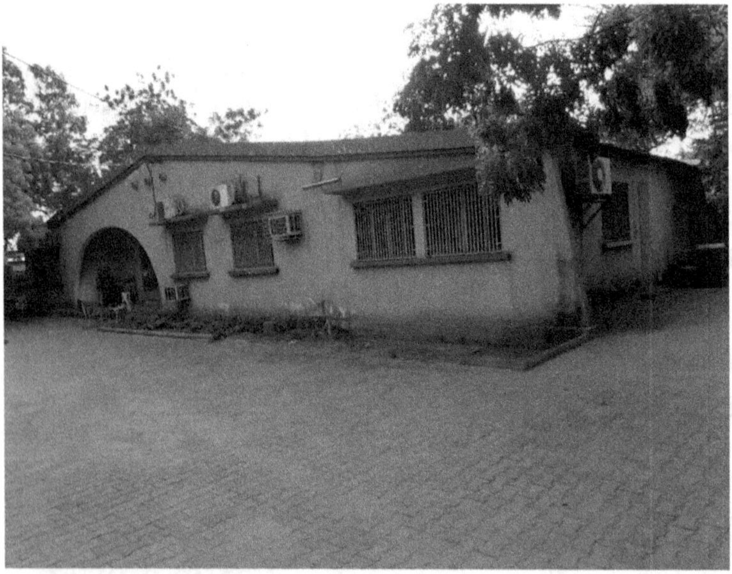

Bâtiment de l'ex. DSPh, situé à l'est du Centre hospitalo-universitaire Yalgado Ouédraogo à Ouagadougou

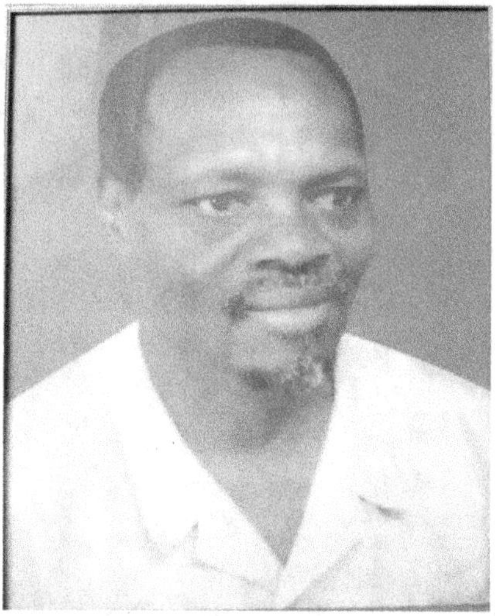

Dr Hubert YAMEOGO, Pharmacie de l'Espoir, premier Directeur des services pharmaceutiques (DSPh), 1975-1980

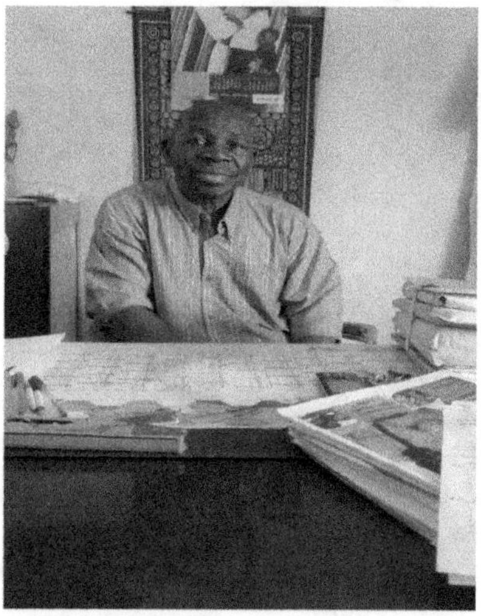

Dr Adama Jacques OUANDAODO de la Pharmacie MAIGNON, ancien DSPh (1980 - 1981)

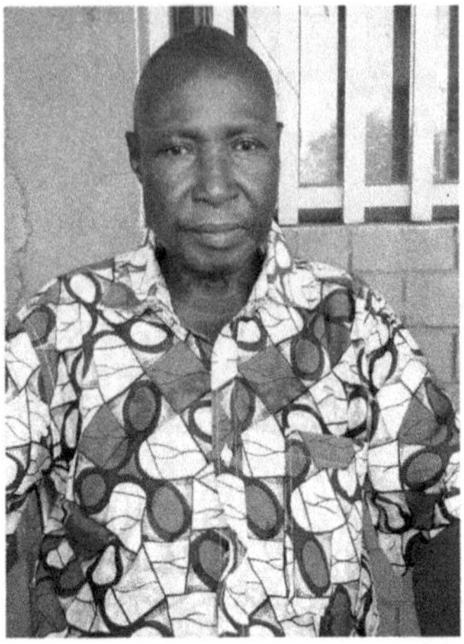

Dr Paul SOMDA, ancien DSPh (1989 - 1992), ancien Conseiller technique au Ministère de la santé (2009 - 2012)

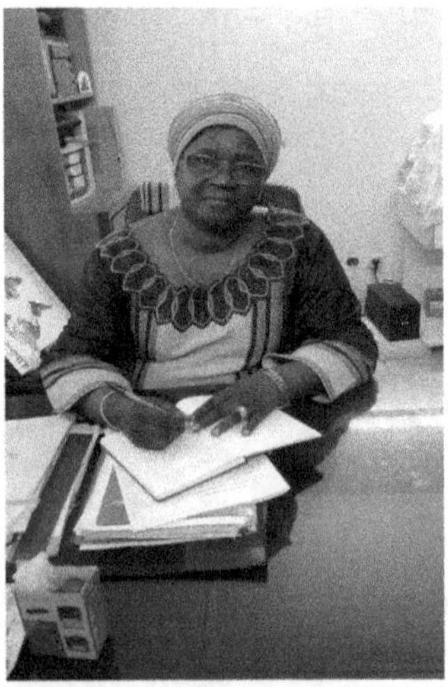

Dr Aguiratou SAWADOGO/OUEDRAOGO (Pharmacie SIGRI), ancienne DSPh (1992 – 1996)

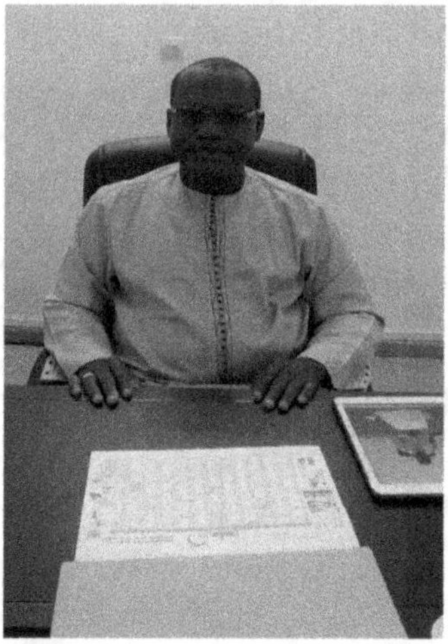

Dr Mahamadou COMPAORE, dernier DSPh (1996 - 2002) et premier DGPML (2002 – 2011)

Les nouvelles exigences pharmaceutiques internationales ont obligé les pays à créer des institutions pour s'occuper de l'administration pharmaceutique. En effet, lors de la 28e assemblée mondiale de la santé en 1975, l'OMS avait initié la politique des médicaments essentiels et la bonne gouvernance pharmaceutique. Elle exhorta les Etats membres à œuvrer dans ce sens. C'est dans ce cadre que la DSPh a été instituée avec pour mission d'élaborer et d'exécuter la politique pharmaceutique nationale, bien que le premier document officiel de cette politique n'a vu le jour qu'en 1996[49]. La DSPh devait implémenter des procédures d'homologation des médicaments, procéder à l'octroi de licences d'établissements, à la sélection des médicaments essentiels et au contrôle de l'importation des produits sous monopole pharmaceutique. De plus, elle devait travailler à promouvoir la médecine et la pharmacopée traditionnelles.

[49] Ministère de la santé. Document cadre de politique pharmaceutique nationale, Burkina Faso, 1996.

En 2002, face aux nouveaux enjeux du secteur pharmaceutique, à la diversification des champs d'exercice du pharmacien, à l'accroissement des ressources humaines, ..., la DSPh sera transformée en Direction générale de la pharmacie, du médicament et des laboratoires (DGPML).

3.2. L'Office national de l'approvisionnement pharmaceutique (ONAP)

En 1982, le décret n°82-236/PRES/CMRPN/MSP du 18 juin 1982 créa l'ONAP dont le siège est fixé à Bobo-Dioulasso[50]. Ce fut le deuxième établissement public d'approvisionnement de l'Etat, né des cendres de la Pharmacie nationale (PN). L'ONAP possède le même statut « d'établissement public à caractère commercial et industriel doté de la personnalité morale et de l'autonomie financière » et les mêmes missions que la PN, à l'exception de la promotion de la pharmacopée traditionnelle. Le docteur Adama Jacques OUANDAOGO, ancien-DSPh et Directeur général de la PN au moment de l'érection de cette dernière en ONAP, fut le premier Directeur général de l'ONAP[51]. Le docteur Felix OUEDRAOGO le remplacera à ce poste en 1984.

Cet établissement devait rendre disponible et promouvoir le médicament essentiel générique. La création de l'ONAP s'inscrivait dans la stratégie de Soins de santé primaires (SSP) adoptée à Alma-Ata en 1978 à laquelle la République de Haute-Volta avait souscrit. L'une des stratégies de mise en œuvre de cette politique de SSP était la promotion des MEG. Dans cette optique, l'OMS initia en 1981 le « Programme d'action pour les

---

[50] République de Haute-Volta, décret n°82-0236/PRES/CMRPN/MSP du 18 juin 1982 portant création de l'Office national d'approvisionnement pharmaceutique, ONAP, JO République de Haute-Volta du 25 juin 1982.
[51] Informations recueillies auprès de l'intéressé.

médicaments essentiels ». L'ONAP n'a survécu que pendant trois (3) ans et il sera liquidé en 1985, suite aux insuffisances constatées, au profit de la création de la Société nationale d'approvisionnement pharmaceutique (SONAPHARM).

3.3. La Société nationale d'approvisionnement pharmaceutique (SONAPHARM)

En avril 1985, pendant que le pharmacien-commandant **Abdoul Salam KABORE** était Ministre de la santé publique (1983 - 1986), aujourd'hui propriétaire de la Pharmacie du Progrès, l'Etat a décidé de changer le statut de la structure, en créant par décret n°85-220/CNR/PRES du 9 avril 1985, une société d'économie mixte dénommée Société nationale d'approvisionnement pharmaceutique (SONAPHARM).

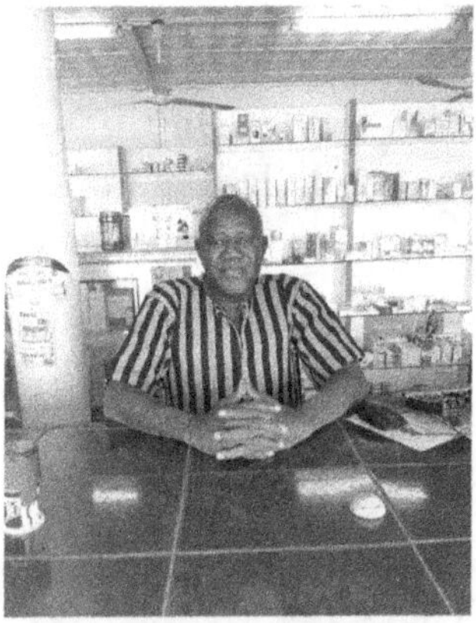

Dr Abdoul Salam KABORE (Pharmacie du Progrès), premier pharmacien militaire du Burkina Faso, ancien ministre de la santé (1983 – 1986) et ancien ministre des sports (1986 -1987)

Le capital de la Société était fixé à quatre cent millions de francs (400 millions) et était divisé en quarante mille (40.000) parts de dix mille (10.000) francs dont 51,6% pour l'Etat et 45,8% pour les pharmaciens privés burkinabè[52]. Ce changement était lié aux limites rencontrées dans l'opérationnalisation de la Pharmacie nationale et de l'ONAP, dont la principale cause serait politique. Ce nouvel établissement devait poursuivre les missions de l'ONAP, c'est-à-dire garantir l'accessibilité géographique et financière des médicaments essentiels sur toute l'entendue du territoire. En 1993, la SONAPHARM sera privatisée puis liquidée en 1999. Selon le docteur Adama Jacques OUANDAOGO, le *« docteur Seydou SAWADOGO de la Pharmacie Fraternité, in memoriam ... fut le premier directeur général de la SONAPHARM »*. Le docteur **Bindi OUOBA,** qui fut le dernier directeur général de la SONAPHARM (1994 – 1999), a été aussi président du Comité d'éthique pour la recherche en santé (2004 – 2008). Il est actuellement homme politique et député à l'Assemblée nationale du Burkina Faso.

La SONAPHARM a joué un rôle important dans la gestion de la vague d'épidémies de méningite qui a frappé le continent africain, particulièrement le Burkina Faso, de 1995 à 1997. En effet, elle avait travaillé à mettre à la disposition du ministère de la santé des vaccins à moindre coût dont la dose coûtait cent cinquante (150) francs[53].

---

[52] Décret n°85-209 CNR.PRES.SAN du 9 avril 1985 portant création de la Société nationale de l'approvisionnement pharmaceutique (SONAPHARM), JO du Burkina Faso du 18 avril 1985.

[53] Propos du député Bindi OUOBA, directeur général de la SONAPHARM 1994 – 1999.

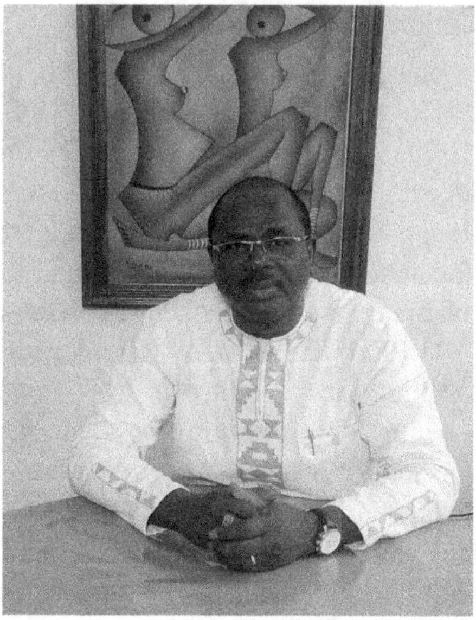

Dr Bindi OUOBA, pharmacien, ancien DG de la SONAPHARM (1994 – 1999) et ancien président du Comité d'éthique pour la recherche en santé (CERS) du Burkina Faso (2004 – 2008)

3.4. Le Centre de documentation et d'information sur le médicament (CEDIM)

Le CEDIM a été créé par le Raabo n°AN-VIII-666/FP/SAN/AS du 3 avril 1991 portant création du Centre de documentation et d'information sur le médicament[54]. Il sera successivement rattaché à la DSPh, au Secrétariat général du Ministère de la santé et à la DGPML. Le CEDIM est la structure chargée de la production, de la diffusion d'une information médico-pharmaceutique indépendante et de la promotion de l'usage rationnel du médicament comme recommandé dans la politique pharmaceutique de l'OMS adoptée en 1975.

[54] Ministère de la santé/DGPML, Recueil de textes règlementaires du secteur de la pharmacie, du médicament et des laboratoires du Burkina Faso, Edition 2011, 550 p.

3.5. La Section pharmacie de l'ESSSA

La Section pharmacie a été créée en 1990, par le Raabo interministériel n°An VIII-036/FP/MESSRS/SAN-AS du 5 décembre 1990[55], à l'Ecole supérieure des sciences de la santé (ESSSA) de l'Université de Ouagadougou, devenu Université Ouaga I Professeur Joseph Ki-Zerbo en 2015 puis Université Joseph Ki-Zerbo en 2019. L'ESSSA a été créée, avec la Section médecine, le 11 avril 1980 par le décret n°80-104/PRES/ESSRS/SP/MF. Cette école devint plus tard Faculté des sciences de la santé (FSS), aujourd'hui Unité de formation et de recherche en Sciences de la santé (UFR/SDS).

L'ouverture de la section pharmacie à l'ESSSA a été possible grâce à l'admission du Professeur **Innocent Pierre GUISSOU**, en cette même année, au concours d'agrégation du CAMES, condition *sine qua non* pour l'ouverture d'une formation d'enseignement supérieur. Le Professeur Innocent Pierre GUISSOU, enseignant chercheur en pharmacologie et toxicologie depuis 1984 à l'UFR/SDS de l'Université Joseph KI-ZERBO, est pharmacien au Burkina Faso depuis 1975. En septembre 2016, il a été élu membre de l'Académie nationale de pharmacie de France et est le tout premier Burkinabè à être membre de cette académie.

---

55 Guissou I. P., *Communication. Atelier sur la maquette de la formation en pharmacie, Université Saint Thomas D'Aquin,* Bobo-Dioulasso, juillet 2018.

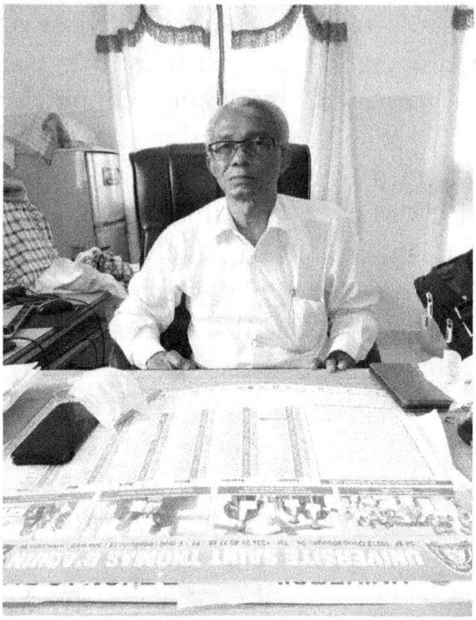

Pr Innocent Pierre GUISSOU, pharmacien, enseignant-chercheur en pharmacologie et toxicologie, maître d'œuvre de l'ouverture de la Section pharmacie de la Faculté des sciences de la santé (FSS) de l'Université de Ouagadougou en 1990.

C'est ainsi que « *la première promotion de pharmacie, à l'année académique 1990 – 1991, comptait 25 étudiants dont 23 Burkinabè, un Franco-ivoirien et une Camerounaise, et c'est en 1996 que les premiers pharmaciens "made in Burkina" firent leur sortie avec un total de six (6)* »[56].

La création de la Section pharmacie a été possible grâce à l'appui de l'Institut de pharmacie de l'Université libre de Bruxelles (ULB) en Belgique, dont les interventions des Professeurs **Michel HANOCQ,** in memoriam (chimie analytique) et **André Jules MOES,** in memoriam (pharmacie galénique et biopharmacie) furent

[56] Propos du Maître de Conférences Agrégé Moussa OUEDRAOGO, UFR/SDS, Université Joseph KI-ZERBO. Il est de la première promotion de pharmacie en 1990.

déterminantes. Ils ont en effet poursuivi et amplifié les activités de coopération de l'ULB avec le Burkina Faso initiées en 1976 par le Professeur **Léopold MOLLE,** in memoriam. La première convention entre l'Université de Ouagadougou et l'Université libre de Bruxelles a été signée en 1979. La contribution de l'ULB a consisté notamment en la dispensation des cours théoriques par des missions d'enseignement théoriques assurées par des enseignants belges comme les professeurs **Marc VAN DAMME** (chimie analytique), **Viviane HENSCHEL** (pharmacie galénique) et **Jean NEVE** et des travaux pratiques par des jeunes pharmaciens belges (**Caroline BRIQUET**, Valérie **MURAILLE**, **Henri MOTTE**), en la formation de formateurs pour assurer la relève académique, et en la mise à disposition d'équipements et de consommables pour les travaux pratiques et la recherche universitaire. Des missions d'enseignements étaient aussi assurées par des enseignants d'autres universités. Il s'agit notamment des Professeur **Dénis WOUESSIDJEWE** (pharmacie galénique) de la faculté de pharmacie de Châteney Malabry de l'Université Paris XI (France), **Emmanuel BASSENE** (pharmacognosie), **Mamadou BADIANE,** in memoriam (chimie thérapeutique) et **Babacar FAYE** (pharmacologie) de l'Université Cheick Anta Diop de Dakar (Sénégal).

Dès 1998, des pharmaciens burkinabè spécialisés dans les différents domaines de la pharmacie, entièrement formés à l'ULB, revinrent au pays en appui à l'enseignement des sciences pharmaceutiques. Parmi eux, on peut citer **Touridomon Issa SOME** (chimie analytique), **Jean-Baptiste NIKIEMA** (pharmacognosie),

Rasmané SEMDE (pharmacie galénique et biopharmacie), **Elie KABRE** (biochimie)[57], …

Il faut noter qu'à cette période, des pharmaciens formés ailleurs, essentiellement à l'Université Cheikh Anta Diop de Dakar, assuraient déjà l'enseignement des sciences biologiques. On peut citer **Rasmata OUEDRAOGO/TRAORE**, **Lassana SANGARE**, **Idrissa SANOU** (bactériologie-virologie), **Kadidiatou TRAORE** (parasitologie-mycologie), **Jean SAKANDE** et surtout le professeur Mamadou SAWADOGO (biochimie). Il est à noter en effet que le **Professeur Mamadou SAWADOGO** reste l'unique pharmacien qui a occupé le poste de directeur de l'UFR/SDS de l'Université Joseph Ki-Zerbo, et cela durant deux mandats électifs de trois ans (2003 – 2009), depuis la création de l'ESSSA à ce jour.

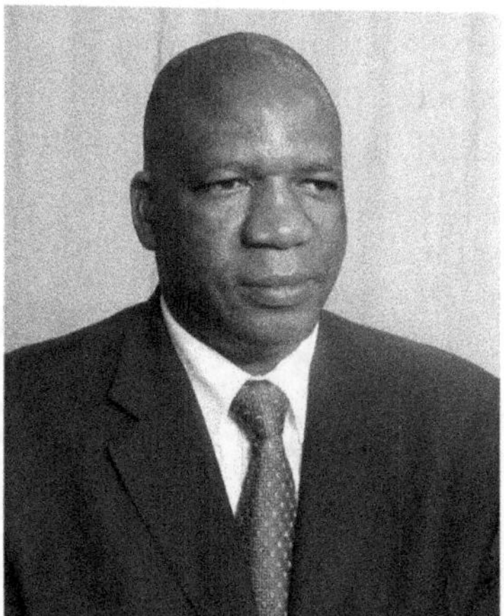

Pr Mamadou SAWADOGO, pharmacien, enseignant-chercheur en biochimie, directeur de l'UFR/SDS de 2003 à 2009.

[57] Office national du tourisme burkinabè, la Faculté de pharmacie et le Burkina Faso : une longue histoire de collaboration et d'amitié, Les éditions du Jaguar, Paris, 2002.

La Section pharmacie comporte actuellement les trois (3) départements suivants : sciences fondamentales et physico-chimiques, sciences biologiques appliquées et sciences pharmaceutiques appliquées. Elle a joué un rôle prépondérant dans l'histoire récente de la pharmacie au Burkina Faso, notamment dans la production de ressources humaines et la recherche scientifique. Elle assure la formation des pharmaciens généralistes avec le diplôme de Docteur d'Etat en pharmacie (diplôme d'exercice de la pharmacie), des pharmaciens spécialisés en sciences du médicament (réglementation pharmaceutique, assurance qualité et contrôle qualité des médicaments et des aliments, pharmacie hospitalière, pharmacie clinique, toxicologie environnementale et en milieu de travail, toxicologie clinique, biopharmacie, formulation et ingénierie pharmaceutique, cosmétologie et dermopharmacie) et en biologie clinique. On peut aussi affirmer, à travers la création du 3ème cycle spécialisé et doctoral en sciences pharmaceutiques en 2003 par le Professeur Pierre GUISSOU, que la section pharmacie est l'initiatrice de l'Ecole doctorale en santé (EDS) de l'Université Joseph Ki-Zerbo. En matière de formation continue, la section pharmacie a aussi lancé en 2011, le Diplôme inter-universitaire de « Gestion des approvisionnements pharmaceutiques » (DIU-GAPh) et en 2018, le Cours international certifié sur les dispositifs médicaux.

A la date du 30 avril 2018, la Section de pharmacie a, à son actif, 731 pharmaciens formés d'une dizaine de nationalités.

3.6. L'Ordre unique des médecins, pharmaciens et chirurgiens-dentistes

Cette institution a été créée par l'Ordonnance n°92-021/PRES/PM/MS du 2 avril 1992 portant création de l'Ordre unique des médecins, pharmaciens et chirurgiens-dentistes du Burkina avec le Professeur **Amadou SANOU**, in memoriam, médecin chirurgien comme premier président. Il regroupait obligatoirement tous les médecins, pharmaciens et chirurgiens-dentistes habilités à exercer leur art au Burkina Faso[58].

La création de cette institution est conforme aux articles 34 et 58 du Code de la santé publique du 20 décembre 1970. La séparation des ordres professionnels de la santé est intervenue en 2000 avec la création de l'Ordre des pharmaciens par le décret n°2000-37/PRES/PM/MS du 11 février 2000 portant création, attributions, organisation et fonctionnement de l'Ordre national des pharmaciens du Burkina Faso (ONPBF)[59]. Ce décret vient en application de l'article 154 du deuxième Code de santé publique de 1994 qui dispose qu' « il est institué un Ordre national des pharmaciens, regroupant obligatoirement tous les pharmaciens habilités à exercer leur art au Burkina Faso. L'organisation et le fonctionnement de l'Ordre des pharmaciens seront déterminés par voie réglementaire ». La docteure **Victoire BENAO/PALE** (2000 – 2009), de la Pharmacie Avenir à Ouagadougou, fut la première présidente du Conseil national de l'Ordre des pharmaciens. Après elle, les docteurs **Laopan Jean PARE** (2009 – 2014) promoteur de la Pharmacie de la Concorde et **Alfred SANDOUIDI** (depuis 2015) de la Pharmacie 1200 logements vont successivement occuper ce poste. Ci-dessous les photos des présidents de l'Ordre des pharmaciens du Burkina Faso.

En juin 2012, dans le but de légiférer sur les ordres professionnels de la santé, il a été voté la loi n°027-2012/AN du 5 juin 2012 portant création, attributions, organisation et fonctionnement de l'ONPBF.

---

[58] Sawadogo W. C., op. cit., p. 38.
[59] Ministère de la santé/DGPML, op. cit., p. 82.

L'ONPBF a pour mission de contrôler l'accès à la profession, de veiller au respect des devoirs professionnels, d'assurer la défense de l'honneur et de l'indépendance de la profession.

En 1997, le décret n°97-049/PRES/PM/MS du 5 février 1997 crée le Code de déontologie pharmaceutique du Burkina Faso qui reprend en grande partie les dispositions du Code de déontologie des pharmaciens de 1953 (AOF). Ce code définit le Tableau de l'Ordre des pharmaciens en six (6) sections :

A : Pharmaciens d'officine,
B : Pharmaciens fabricants,
C : Pharmaciens grossistes répartiteurs,
D : Pharmaciens des pharmacies à usage interne,
E : Pharmaciens de l'administration,
F : Pharmaciens biologistes.

En 2014, le décret n°2014-047/PRES/PM/MS du 7 février 2014 portant Code de déontologie des pharmaciens du Burkina Faso abroge celui de 1997. En application de l'article 39 de ce nouveau code, un règlement du 18 mars 2014 fixe la nouvelle organisation du Tableau de l'Ordre des pharmaciens en quatre (4) sections[60]:

A : Pharmaciens d'officine,

B : Pharmaciens des établissements de préparation et de distribution en gros,

C : Pharmaciens de l'administration, des structures de formation et de recherche en santé,

D : Pharmaciens des laboratoires d'analyses de biologie médicale.

Selon l'arrêté n°2014-390/MS/CAB du 27 mars 2014 portant règlement intérieur de l'Ordre national des

---

[60] Ministère de la santé/DGPML, Recueil de textes réglementaires du secteur de la pharmacie, du médicament et des laboratoires du Burkina Faso, édition 2014.

pharmaciens du Burkina Faso, l'instance ordinale est dirigée par un Conseil national qui assure la tutelle de trois conseils régionaux :

- le Conseil régional de Ouagadougou de la région ordinale du Centre, couvrant les régions sanitaires du Centre, du Centre-Ouest, du Nord, du Plateau Central et du Centre-Sud ;
- le Conseil régional de Fada N'Gourma de la région ordinale de l'Est, couvrant les régions sanitaires de l'Est, du Sahel, du Centre-Est et du Centre-Nord ;
- le Conseil régional de Bobo-Dioulasso de la région ordinale de l'Ouest, couvrant les régions sanitaires des Hauts-Bassins, des Cascades, du Centre-Ouest et de la Boucle du Mouhoun.

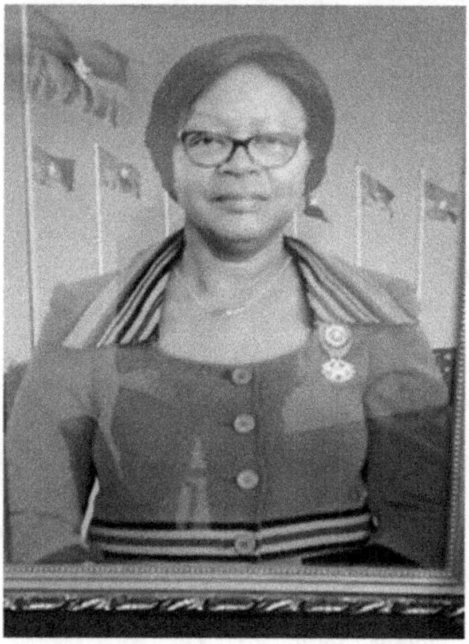

Dr Victoire BENAO/PALE, première présidente du Conseil national de l'Ordre des pharmaciens (2000 – 2009)

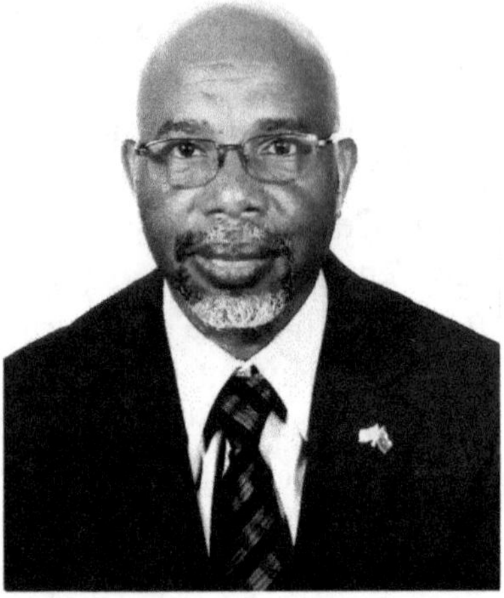

Dr Jean Laopan PARE, deuxième président du Conseil national de l'Ordre des pharmaciens (depuis 2009 - 2014)

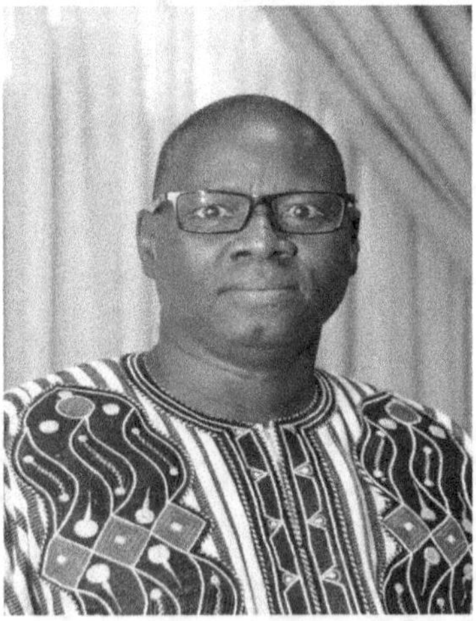

Dr Alfred SANDOUIDI, actuel président du Conseil national de l'Ordre des pharmaciens (depuis 2015)

3.7. La Centrale d'achat des médicaments essentiels génériques et des consommables médicaux (CAMEG)

La CAMEG a été créée le 21 mai 1992, initialement sous forme de projet quinquennal, par le décret présidentiel n°92-127/SAN-ASF portant création d'une Centrale d'approvisionnement en médicaments essentiels génériques, sous le statut juridique d'Etablissement public à caractère industriel et commercial (EPIC)[61]. Monsieur **Potin PODA** fut le premier directeur général de la CAMEG (1993-1997). La justification de sa création était la mise en œuvre de l'Initiative de Bamako adoptée en 1987, dans le cadre de l'opérationnalisation du programme des médicaments essentiels adopté par l'OMS en 1981. En 1994, ce projet a été transformé en grossiste public d'approvisionnement en médicaments essentiels génériques, par le décret n°94-070/PRES/SASF du 15 février 1994 modifiant celui de 1992.

La CAMEG assure dès lors l'approvisionnement des formations sanitaires en MEG. Depuis février 1998, elle a pris la forme d'association à but non lucratif sous le récépissé n°98-053 /MATS/SG/DGAT/DLPAJ du 05 février 1998, dotée de la personnalité juridique de droit burkinabè et de l'autonomie financière. C'est sous Monsieur **Lazard BANSSE** (1997 - 2012) que ce changement a eu lieu. Le nouveau statut prévoit en plus de la direction générale, qui doit être pourvue par appel à candidatures, un conseil d'administration et un comité de supervision. Ce statut serait l'idéal, vu que les établissements d'approvisionnement pharmaceutique qui l'ont précédé ont tous connu des échecs avec leur statut étatique (Pharmacie nationale, ONAP) ou mixte

[61] Ministère de la santé/DGPML, Cartographie des systèmes d'approvisionnement et de distribution des médicaments et autres produits de santé au Burkina Faso, décembre 2010, p.81.

(SONAPHARM). Aussi, malgré les nombreuses et violentes turbulences qu'elle a connues, la CAMEG reste toujours considérée comme l'une des meilleures centrales d'achat d'Afrique subsaharienne. Elle assure aussi le Secrétariat permanent de l'Association africaine des Centrales d'achats de médicaments essentiels (ACAME).

4. Cadre institutionnel de la pharmacie au Burkina Faso, de 1994 à nos jours (avril 2018)

L'application des dispositions de la loi n°23/94/ADP du 19 mai 1994 portant Code de la santé publique a eu pour conséquences la restructuration permanente du Ministère de la santé, suivie de la transformation et/ou la création d'institutions. Sur le plan pharmaceutique, cette période correspond à l'ère de la promotion et de l'accessibilité du médicament essentiel générique et du développement du système national de réglementation pharmaceutique.

4.1. L'Inspection générale des établissements et services de santé (IGESS)

L'IGESS a été instituée par le décret n°96-234/PRES/PM/MS du 3 juillet 1996 portant organisation du Ministère de la santé, avec pour mission d'assurer le suivi-conseil et le contrôle du fonctionnement des services, projets et programmes de santé[62]. Elle avait en son sein une division chargée du contrôle des services et établissements pharmaceutiques.

Sa création répondait à l'application des articles 165, 169, 171, 193 et 278 du Code de la santé publique de 1994 qui prévoit l'inspection des services de santé. En vue d'opérationnaliser l'IGESS, l'arrêté n°96-203/MS/CAB/IGESS du 19 août 1996 a été pris et fixe les

[62] Ministère de la santé/DGPML, op. cit., p. 82.

attributions, l'organisation et le fonctionnement de l'IGESS. Ainsi, la division pharmaceutique de l'IGESS était chargée de :

- contrôler l'application des textes réglementaires du circuit du médicament ;
- contrôler la régularité des ouvertures des établissements pharmaceutiques et des laboratoires de biologie médicale ;
- contrôler les normes architecturales, d'équipement et de personnel de ces établissements ;
- mener toute étude ou investigation relevant de son domaine de compétences ;
- contrôler l'application des conditions d'exercice des professions de santé relatives à la pharmacie, au laboratoire de biologie médicale et à la pharmacopée traditionnelle ;
- proposer des solutions aux problèmes d'organisation et de fonctionnement des services, des établissements et projets du domaine pharmaceutique.

La division pharmacie de l'IGESS était dirigée par un inspecteur technique qui concevait, organisait et coordonnait les actions de contrôle relevant de son domaine de compétence. En 2009, l'IGESS devint ITSS (Inspection technique des services de santé) par le décret n°2009-104/PRES/PM/MS du 2 mars 2009 portant organisation du Ministère de la santé et rattachée au cabinet du ministre. Les missions demeurent presque les mêmes. Il sera créé en 2010 un service d'inspection pharmaceutique au sein de la DGPML par l'arrêté n°2010-247/MS/CAB du 20 août 2010 portant organisation de la Direction générale de la pharmacie, du médicament et des laboratoires.

Selon l'article 7 de cet arrêté, le Service d'inspection pharmaceutique est chargé :

- de veiller à l'application de la réglementation et des normes en matière de pharmacie, de biologie médicale et de médecine et pharmacopée traditionnelles ;
- de procéder à des inspections pharmaceutiques au niveau des établissements pharmaceutiques de distribution et de préparation, des pharmacies hospitalières, des officines et dépôts privés, des dépôts MEG des formations sanitaires et des laboratoires d'analyse de biologie médicale ;
- d'appuyer les directions régionales de la santé dans le contrôle des activités pharmaceutiques des services et établissements sanitaires publics et privés de leur ressort territorial ;
- d'organiser le contrôle de la destruction des déchets pharmaceutiques ;
- d'assurer le contrôle de l'exercice de la médecine traditionnelle.

Afin d'atténuer les potentiels conflits institutionnels et de compétences dans les activités d'inspection, des compromis avaient été progressivement trouvés entre la DGPML et l'ITSS. D'abord, le service d'inspection de la DGPML agissait avec un mandat délivré annuellement par l'Inspecteur général de la santé. En 2015, pour des raisons d'efficacité et d'efficience, une répartition des activités d'inspection des établissements pharmaceutiques entre l'ITSS, la DGPML et les directions générales de la santé, avait été officiellement adoptée et communiquée aux différents acteurs[63].

[63] Ministère de la santé/ITSS. *Mécanisme d'organisation et de coordination des activités de contrôle et d'inspection pharmaceutiques.* Novembre 2015.

4.2. Le Laboratoire national de santé publique (LNSP)

En 1999, il est créé un Laboratoire national de santé publique (LNSP) par décret n°99-377/PRES/PM/MS du 28 octobre 1999 modifié par le décret n°2003-478/PRES/PM/MS du 22 septembre 2003[64]. Monsieur **Daouda TRAORE**, qui a conduit le projet de construction du LNSP, a été aussi son premier directeur général. Selon le décret de création, le LNSP a pour mission de servir de laboratoire de référence pour les analyses biomédicales, toxicologiques, physiologiques et microbiologiques. Il intervient aussi dans les contrôles de qualité sanitaire et les expertises relatives à la biologie médicale, l'alimentation, la nutrition, la pharmacie, l'eau et l'environnement. Enfin, il peut être sollicité pour toute autre question en rapport avec la santé publique et la sécurité.

Il comporte une direction consacrée au contrôle de la qualité des produits de santé qui est opérationnelle depuis 2002[65]. En 2003, un arrêté conjoint n°2003-008/MS/MFB/MCPEA du 30 janvier 2003 fixe les modalités de contrôle de qualité des médicaments, produits et articles de santé. Il énumère les référentiels utilisables pour les analyses, contrôles et expertises du LNSP. Le 30 octobre 2006, l'arrêté interministériel n°2006-243/M/MFB/MCPEA définit les modalités pratiques et la tarification des opérations de contrôle et de surveillance des médicaments importés. Ce contrôle concerne les médicaments de la liste nationale des médicaments essentiels en vigueur. Aujourd'hui, le LNSP est en voie d'accréditation à la norme ISO 17025 relative aux exigences générales concernant la compétence des

---

[64] Ministère de la santé/DGPML, op. cit., p. 82.

[65] Semdé R., Somé T., Aladé D., Yonly B., Zeb. M. A. *La qualité des médicaments génériques officiellement importés au Burkina Faso : le point après 12 mois d'activité du Laboratoire National de Santé Publique*, Le Pharmacien d'Afrique, 166, 12 – 16, 2003.

laboratoires d'étalonnage et d'essais, d'un point de vue organisationnel mais également technique.

4.3. La Direction générale de la pharmacie, du médicament et des laboratoires (DGPML)

En 2002, la Direction des services pharmaceutiques a été érigée en Direction générale de la pharmacie, du médicament et des laboratoires (DGPML) rattachée au Secrétariat général par le décret n°2002-464/PRES/PM/MS du 28 octobre 2002 portant organisation du Ministère de la santé**,** avec le docteur **Mahamadou COMPAORE** comme premier Directeur général jusqu'en 2011. Les professeurs **Jean-Baptiste NIKIEMA** (2011 – 2013) et **Rasmané SEMDE** (2013 – 2016) et la docteure **Aminata P. NACOULMA** (2016 – 2017) occuperont par la suite et successivement ce poste. Cette principale institution pharmaceutique sera successivement réorganisée en 2009, 2011 et 2013 par des règlements d'organisation du Ministère de la santé.

L'arrêté n°2013-1279/MS/CAB du 13 décembre 2013 portant attributions, organisation et fonctionnement de la DGPML fixe les missions de cette institution comme suit[66] :

- traduire en programmes de développement et de promotion :
  - la politique pharmaceutique nationale,
  - la politique nationale en matière de médecine et pharmacopée traditionnelles,
  - et la politique nationale en matière d'analyses de biologie médicale ;
- concevoir, coordonner et évaluer la mise en œuvre de ces programmes conformément aux politiques y relatives ;

[66] Ministère de la santé. *Politique pharmaceutique nationale du Burkina Faso*, 2e édition, 2012.

- élaborer la réglementation et les normes en matière de pharmacie, de produits de santé, de biologie médicale et de médecine et pharmacopée traditionnelles ;
- veiller à l'application des règlements et normes en matière de pharmacie, de produits de santé, de biologie médicale et de médecine et pharmacopée traditionnelles ;
- veiller à la disponibilité de produits de santé efficaces, sûrs, de qualité et accessibles à l'ensemble de la population.

Selon l'arrêté n°2013-1279/MS/CAB du 13 décembre 2013, la DGPML était organisée comme suit :

- les Services de la Direction générale : **le CEDIM et le service d'inspection pharmaceutique y sont rattachés**. Le premier service était chargé de concevoir et diffuser l'information pharmaco-thérapeutique et scientifique indépendante et de promouvoir l'usage rationnel des médicaments et autres produits de santé. Le service d'inspection pharmaceutique avait pour missions de veiller à l'application de la réglementation et des normes en matière de pharmacie, de biologie médicale et de médecine et pharmacopée traditionnelles, de contribuer à la conception, l'organisation et le suivi de la mise en œuvre des programmes de lutte contre les faux médicaments, les contrefaçons de médicaments ainsi que la vente illicite des médicaments,
- **la Direction de la sécurisation des approvisionnements pharmaceutiques (DSAP)** dont les principales missions étaient d'élaborer les normes et plans d'approvisionnement des produits de santé, d'organiser, de coordonner et d'évaluer

l'approvisionnement pharmaceutique des secteurs sanitaires public et privé, d'assurer la vigilance, le contrôle qualité post-marketing et le suivi et contrôle des importations et exportations des produits de santé ;

- **la Direction des laboratoires (DL)** chargée de coordonner et de suivre les activités de développement de la biologie médicale, d'organiser l'exercice y relatif, de veiller à la qualité des analyses de biologie médicale, de coordonner les activités des laboratoires de référence au plan national et le Réseau national des laboratoires, d'élaborer et mettre à jour les normes en matière de laboratoires et de dispositifs médicaux de diagnostic in vitro,
- **la Direction de la médecine et de la pharmacopée traditionnelles (DMPT)** chargée principalement de coordonner et de suivre les activités de promotion de médecine et pharmacopée traditionnelles, d'organiser l'exercice de la médecine traditionnelle, de promouvoir la recherche sur la médecine et pharmacopée traditionnelles, de veiller à la protection des droits de propriété intellectuelle relatifs aux connaissances et pratiques médicales traditionnelles, de veiller à l'assurance qualité des produits et des pratiques de la médecine traditionnelle ;
- **la Direction de la réglementation et des licences pharmaceutiques (DRLP)** chargée de concevoir et développer la réglementation relative à la pharmacie, au médicament, à la biologie médicale et à la médecine et pharmacopée traditionnelles. Ainsi donc, à travers la DRLP principalement et les autres directions, la DGPML assurait les fonctions règlementaires telles que l'homologation des

médicaments et autres produits de santé, l'octroi des licences aux établissements pharmaceutiques, de laboratoires de biologie médicale et de médecine et pharmacopée traditionnelles, l'octroi des licences d'exercice, l'inspection pharmaceutique, la surveillance du marché pharmaceutique, l'autorisation et le contrôle des essais cliniques, le contrôle de la publicité et de la promotion médicale et la vigilance des produits de santé.

En 2014, la DGPML, en partenariat avec le Département des sciences pharmaceutiques de l'UFR/SDS de l'Université de Ouagadougou a été reconnue « Centre d'excellence régionale de la règlementation (RCORE) des essais cliniques » par le NEPAD[67].

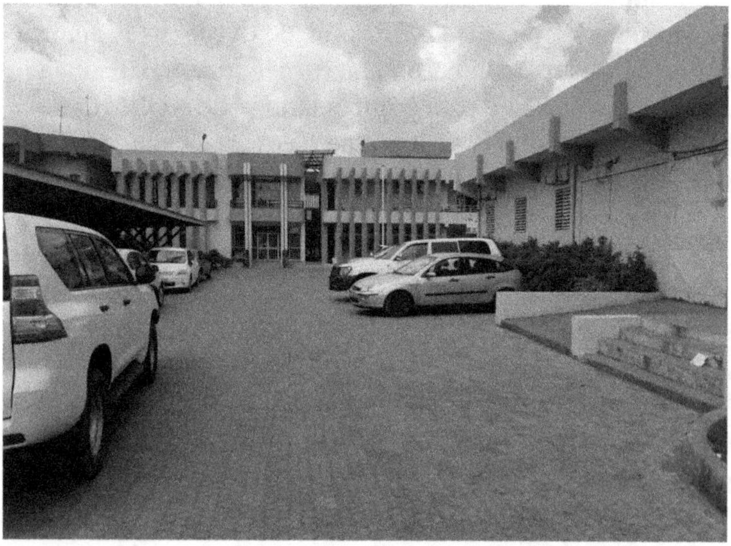

Vue de face de la DGPML située dans la cour de l'ex trypano à Ouagadougou: le Bâtiment principal est constitué d'un premier bâtiment inauguré en 2005 et de deux extensions réalisées en 2010-2011 (grâce au projet RESAOLAB) et en 2015-2016.

[67] Lettre d'approbation du NEPAD, Ref : RCORE/04/2014, 02 Mai 2014.

La DGPML a été supprimée en 2018, à l'occasion de l'adoption du décret n°2018-0093/PRES/PM/MS du 15 février 2018 portant organigramme du Ministère de la santé. Ce même décret crée une Agence nationale de régulation pharmaceutique (ANRP) et détache les directions en charge de l'approvisionnement, des laboratoires, de la médecine et de la pharmacopée traditionnelles dans une nouvelle Direction générale de l'offre de soins (DGOS). L'agitation de certains pharmaciens face à cette nouvelle situation retarda l'approbation des statuts et l'opérationnalisation de l'ANRP. Dans l'attente de cette opérationnalisation, les fonctions réglementaires étaient assurées par la Direction chargée de la continuité des affaires réglementaires pharmaceutiques (DCARP) avec à sa tête la docteure **Natacha DJIGUIMDE/TOE**.

La création de l'ANRP, qui se veut une autorité nationale de réglementation pharmaceutique indépendante, visait à répondre aux recommandations de l'UEMOA, de l'OMS et de l'Union africaine (UA), pour une bonne gouvernance pharmaceutique dans les pays en développement. Par la suite, il sera créé en 2018 en plus de l'ANRP, une Direction générale de l'accès aux produits de santé (DGAP) qui est normalement chargée de s'occuper du volet administration de la politique et de l'approvisionnement pharmaceutiques ainsi que des laboratoires d'analyses biomédicales. Il reste à souhaiter que cette réforme par scission de l'administration pharmaceutique produise, dans les années à venir, un meilleur essor du secteur pharmaceutique et du système de santé burkinabè.

Comme on le constate, le cadre institutionnel du secteur pharmaceutique burkinabè s'est développé au fil du temps allant, pour ce qui concerne l'administration publique, de la section de pharmacie de la DGSPPAS (1966) à l'ANRP et à la DGAP (2018), en passant par la DSPh et la DGPML.

A l'image du cadre institutionnel, le cadre juridique de la pharmacie a connu de grandes évolutions, de la période coloniale à nos jours, dans le but de répondre aux exigences évolutives, techniques et réglementaires, relatives au médicament.

CHAPITRE 3

Origines et évolution historique du cadre juridique de la pharmacie au Burkina Faso

La législation et la réglementation pharmaceutiques au Burkina Faso ont subi de fortes et progressives évolutions, de la période coloniale à nos jours en passant par les indépendances.

1. Origines et évolution du cadre juridique de la pharmacie coloniale en AOF

La réglementation pharmaceutique en AOF était constituée des textes d'application de la législation française en matière de pharmacie et de médicament.

Les principaux instruments juridiques de la pharmacie et du médicament qui s'appliquaient aux colonies et plus tard aux TOM, au Togo et au Cameroun étaient :

- **la loi n°3890 du 11 septembre 1941 relative à l'exercice de la pharmacie**[68] qui s'inscrivait dans la lignée des textes fondamentaux pharmaceutiques faisant suite à la Déclaration royale du 25 avril 1777

[68] Loi n°3890 du 11 septembre 1941 relative à l'exercice de la pharmacie. JO de l'Etat français du 20 septembre 1941.

qui annonçait le monopole pharmaceutique. Il y a ensuite la loi du 21 Germinal An XI du 21 avril 1803, qui régissait l'enseignement pharmaceutique en France. Cette loi reconnaissait et réglementait l'industrie pharmaceutique ainsi que la fabrication et le commerce des spécialités, donnait une définition des médicaments et de la spécialité pharmaceutique et instituait un visa préalable à l'exploitation de ces spécialités pharmaceutiques. Elle décidait la limitation du nombre des officines et réorganisait complètement l'inspection des pharmacies en créant un corps d'inspecteurs spécialisés. Elle consacrait à nouveau le monopole des pharmaciens et elle précisait les conditions de l'exercice personnel, ainsi que les règles commerciales de la pharmacie. En ce qui concerne le monopole pharmaceutique, l'article premier de la loi n°3890 précitée disposait ceci : « Sont réservés aux pharmaciens [...] la préparation des médicaments destinés à l'usage de la médecine humaine, c'est-à-dire toute drogue, substance ou composition présentée comme possédant des propriétés curatives ou préventives à l'égard des maladies humaines et conditionnée en vue de la vente au poids médicinal ».

Enfin, cette loi marqua la fin de l'herboristerie en tant que profession et institua une organisation professionnelle nationale chargée de défendre les intérêts moraux et matériels de la profession : le Conseil supérieur de la pharmacie avec ses ramifications régionales et départementales.

- **la loi n°53-662 du 1er août 1953 modifiant et complétant les dispositions du Code de la pharmacie concernant l'Ordre national des pharmaciens (ONP) et les rendant applicables**

aux TOM, au Togo et au Cameroun[69]. Comme déjà discuté précédemment dans le paragraphe consacré à l'ONP, c'est cette loi qui organisa l'ONP en ses six (6) sections A, B, C, D, E et F. La section F réunit les pharmaciens des territoires d'Outre-mer, du Togo et du Cameroun, à l'exception des pharmaciens visés à l'article 31. Cet article dispose en effet que « les inspecteurs de la pharmacie, les pharmaciens fonctionnaires ou assimilés du Ministère de la santé publique, les pharmaciens fonctionnaires ou assimilés du Ministère de l'éducation nationale, n'exerçant pas par ailleurs d'activité pharmaceutique, et les pharmaciens appartenant au cadre actif du Service de santé des armées de terre, de mer et de l'air, ne sont inscrits sur aucun tableau de l'Ordre »[70]. Chaque section est placée sous l'autorité d'un conseil central. L'ONP est dirigé par un Conseil national dont le siège est à Paris. Cette loi dispose que l'Ordre national a pour mission « d'assurer le respect des devoirs professionnels ainsi que la défense de l'honneur et l'indépendance de la profession » ;

- **la loi n°54-418 du 16 avril 1954** étendant au TOM, au Togo et au Cameroun certaines dispositions du Code de la santé publique relatives à l'exercice de la pharmacie[71]. Elle prévoit les conditions de détention des dépôts de médicaments par des non-pharmaciens, les conditions de répartition spatiale des officines, le remplacement des pharmaciens pendant leur absence, le prix de vente des médicaments et l'inspection pharmaceutique. Elle

[69] Afrique occidentale française, JOAOF, 21 novembre 1953, op., cit., p.19.
[70] Afrique occidentale française, JOAOF, 21 novembre 1953, op., cit., p.19.
[71] République Française, loi n°54-418 du 16 avril 1954 étendant aux TOM, au Togo et au Cameroun certaines dispositions du Code de la santé publique relatives à l'exercice de la pharmacie, JORF du 14 mai 1954.

prévoit aussi les dispositions relatives à la préparation, la vente en gros et au détail des médicaments à usage vétérinaire.

Au fil du temps, les textes réglementaires d'application des lois ci-dessus et qui concernaient les TOM français furent :

- **l'arrêté du 25 mai 1906 réglementant l'exercice de la pharmacie en AOF**[72], premier texte réglementaire consacré aux questions pharmaceutiques en AOF. Le contenu général de ce règlement est le suivant :
  - **le titre 1er** prévoit les dispositions relatives aux conditions d'exercice de la profession de pharmacien, les conditions de création et d'exploitation des officines et dépôts pharmaceutiques, les questions de remplacement en cas d'absence du pharmacien titulaire, les règles de prescriptions et de délivrance de certains médicaments ;
  - **le titre 2** prévoit les conditions de prescription et de délivrance des substances vénéneuses, ainsi que la conservation du registre des substances vénéneuses aux doses médicinales ;
  - **le titre 3** est relatif à la vente des substances vénéneuses et toxiques non médicinales ;
  - **le titre 4** se rapporte aux conditions de détention des substances vénéneuses avec une armoire spéciale, dont les pharmaciens détiennent la clef, portant en lettres visibles l'inscription «Poison » ;
  - **le titre 5** traite de l'inspection des pharmacies et dépôts de médicaments ;
  - **le titre 6** concerne les pénalités, accompagnées de confiscation des substances saisies. La

[72] Sawadogo W. C., op. cit., p. 38.

fermeture temporaire des officines ou dépôts peut être prononcée en cas de récidive ;

- **le décret du 26 janvier 1926 réglementant l'exercice de la pharmacie en AOF**[73]. Ce règlement promulgué par le Gouverneur général comporte trois (3) titres :
  - **le titre 1er** fixe les conditions générales d'exercice de la profession pharmaceutique. Pour exercer la profession de pharmacien en AOF, il faut posséder le diplôme de pharmacien délivré par le Gouvernement français à la suite d'examens subis dans les facultés et écoles de l'Etat et avoir vingt-cinq (25) ans révolus. Le diplôme de pharmacien auxiliaire délivré par l'Ecole de médecine et de pharmacie de Dakar ne permet pas l'exercice de la profession de pharmacien dans les conditions fixées par la réglementation. Le pharmacien auxiliaire ne peut exercer que dans les formations sanitaires et sous l'autorité d'un pharmacien titulaire d'un diplôme de pharmacien d'Etat français. Le Gouverneur de la colonie est l'autorité compétente pour autoriser l'exercice de la pharmacie. Le monopole pharmaceutique et ses dérogations (en faveur de l'administration coloniale, des épiciers et droguistes pour le commerce en gros des drogues simples, des médecins et vétérinaires dans certaines conditions), ainsi que la définition du médicament sont réaffirmés. Aussi, ce titre rappelle les règles de la propriété de l'exploitation de la pharmacie, de la gérance après décès, … ;
  - **le titre 2** précise les conditions de l'inspection pharmaceutique. Les inspecteurs sont des

[73] République Française. Décret du 26 janvier 1926 réglementant l'exercice de la pharmacie en AOF, JORF, 8 février 1926.

pharmaciens du corps de la santé coloniale et à défaut, un médecin colonial. Les attributions des inspecteurs de pharmacie sont précisées ;

- **le titre 3** décrit les peines encourues en cas d'exercice illégal de la profession de pharmacien ou en cas de faute professionnelle du pharmacien.

- **le décret du 26 janvier 1926 portant réglementation particulière applicable aux substances vénéneuses en AOF**, pris par le Gouverneur général. Ce texte règlementaire encadre l'importation, l'achat, la vente, la détention et l'emploi des substances vénéneuses, selon qu'elles sont classées dans des tableaux A, B ou C[74] ;
- pour ce qui concerne les conditions d'ouverture de dépôts de médicaments en AOF, un **arrêté du Gouverneur général de février 1928** dispose que « peuvent être autorisés à ouvrir des dépôts de médicaments, les pharmaciens auxiliaires, les médecins et sages-femmes auxiliaires diplômés de l'Ecole de médecine et de pharmacie de Dakar, non fonctionnaires. Sont aussi autorisés, les particuliers commerçants âgés d'au moins vingt-un (21) ans sachant lire et écrire et munis d'un certificat de bonne vie et mœurs »[75].
- **le décret n°53-591 du 25 juin 1953 fixant le Code de déontologie des pharmaciens[76]**. Il est composé de cinq (5) titres :

---

[74] République Française. Décret du 26 janvier 1926 portant réglementation particulière applicable aux substances vénéneuses en AOF, JORF, 8 février 1926.

[75] Certificat délivré par une autorité administrative témoignant que la moralité de la personne désignée est bonne et qu'aucune condamnation ne figure sur son casier judiciaire.

[76] République Française, décret n°53-591 du 25 juin 1953 fixant le Code de déontologie des pharmaciens en application de l'article 28 du Code de la pharmacie, JORF du 27 juin 1953.

- **le titre 1er** concerne les devoirs généraux des pharmaciens ;
- **le titre 2** traite de l'interdiction de certains procédés de la recherche de la clientèle ;
- **le titre 3** est relatif aux relations avec les agents de l'administration ;
- **le titre 4** fixe les règles à observer dans les relations avec le public ;
- **le titre 5** traite des relations du pharmacien avec les membres des professions médicales.

- **le décret n°55-1122 du 16 août 1955** fixant les modalités d'application de la loi n°54-418 du 15 avril 1954. Les dispositions de ce décret sont : (1) les statuts des diplômés de l'Ecole africaine de médecine et de pharmacie de Dakar, (2) les visas de publicité prévus à l'article L554 du Code de la santé publique (CSP), (3) les dérogations aux dispositions de l'article L511 (définition du médicament et monopole), de l'article L557 du CSP (inspection pharmaceutique), de l'article L570 (ouverture d'une nouvelle officine ou transfert d'officine), de l'article L571 (nombre et répartition des officines), l'article L593 (prix de vente au public des produits pharmaceutiques)[77].
- **l'arrêté du 10 octobre 1955** annonce les dispositions dérogatoires de l'article L571 du CSP, fixant provisoirement le nombre et la répartition des officines de pharmacie en AOF, avec quatre (4) officines pour la colonie de Haute-Volta, dont deux (2) à Ouagadougou et deux (2) à Bobo-Dioulasso. Ces officines sont respectivement : la pharmacie de la Haute-Volta de M. **CONNANGLE**, actuelle Pharmacie Diawara, la pharmacie de Mme **TADEI**,

[77] Sawadogo W. C., op. cit., p. 38.

actuelle Pharmacie Nouvelle, la Pharmacie du Houet et la Pharmacie Moderne de M. Bernard CUISINE[78].

Durant la période allant d'octobre 1955 à août 1960, les textes règlementaires pris en Haute-Volta furent essentiellement des arrêtés de création d'officines ou de dépôts de médicaments ou des règlements d'organisation territoriale de la santé publique.

L'on peut retenir qu'en AOF, la réglementation pharmaceutique portait essentiellement sur l'exercice de la pharmacie (conditions d'accès à la profession, la réglementation des officines et dépôts de médicaments, la déontologie pharmaceutique, ...) et la réglementation particulière des substances vénéneuses. Cette réglementation entrait dans le processus normal de la colonisation des territoires d'Outre-mer par la métropole, aussi bien pour affirmer son pouvoir colonial que pour protéger ses intérêts, notamment dans la conquête de plantes médicinales après la seconde guerre mondiale.

2. Origines et évolution du cadre juridique de la pharmacie en République de Haute-Volta, des indépendances au premier Code de santé publique de 1970

Durant cette première décennie après les indépendances, la pharmacie et le médicament étaient régis par une seule loi. Il s'agit de la **loi n°38-63-AN du 24 juillet 1963 portant création d'une Pharmacie nationale de Haute-Volta,** dont le contenu entier se trouve à l'annexe 1.

Cette loi promulguée par le décret n°404-PRES-LAN du 17 août 1963 encadrait l'importation, la fabrication, la distribution en gros et la vente au détail des produits

[78] Sawadogo W. C., op. cit., p. 38.

pharmaceutiques en République de Haute-Volta. La PN était un établissement public national de l'Etat, à caractère industriel et commercial avec pour objet, d'une part, de réaliser toutes les opérations dévolues à l'ancienne Pharmacie d'approvisionnement (ravitaillement pharmaceutique et technique des hôpitaux et formations sanitaires) et, d'autre part, de rendre accessibles à la population l'achat des médicaments, objets de pansements et petit matériel médico-chirurgical de première nécessité[79].

Au cours de cette première décennie post-indépendance, la réglementation pharmaceutique portait essentiellement sur le contrôle de l'importation des produits pharmaceutiques[80], la réglementation des stupéfiants, l'octroi d'autorisation d'ouverture de dépôts privés de médicaments et l'inspection pharmaceutique. Cette réglementation était assurée conjointement par la Pharmacie nationale et la section de pharmacie de la DGSPPAS du Ministère de la santé publique et de la population. L'article 6 de l'arrêté n°2954-SP/P/CAB du 1er septembre 1966 portant attributions de la DGSPPAS disposait que « la section de pharmacie est chargée de l'achat, du contrôle et de la distribution des médicaments et du matériel médical. Elle étudie les demandes d'importation de médicaments d'une part et d'autre part, contrôle l'entrée, la répartition et l'utilisation des stupéfiants dans le pays. **Le chef de la section de pharmacie exerce également les fonctions d'inspecteur des pharmacies** ».

---

[79] Décret n°404-PRES-LAN portant promulgation de la loi n°38-63-AN du 24 juillet 1963 portant création d'une Pharmacie Nationale de Haute-Volta. JO de la République de Haute-Volta du 17 août 1963.

[80] Le contrôle de l'importation des produits pharmaceutiques était la priorité du pays dans un contexte post-indépendance. Les autres aspects réglementaires relevaient de l'héritage colonial.

Les premiers textes réglementaires concernant la pharmacie portaient essentiellement sur l'ouverture ou la fermeture de dépôts privés de médicaments. Ainsi, l'arrêté n°190-PRES du 12 août 1960 autorise M. El Hadj **Sibiri Ousmane** à ouvrir un dépôt de médicaments à Koudougou et l'arrêté n°237-PRES du 11 novembre 1960 autorise M. **Da COULIBALY** à ouvrir un dépôt de médicaments à Gaoua. Inversement, l'arrêté n°189-PRES du 12 août 1960 annule l'autorisation d'exploitation d'un dépôt de médicaments à Koudougou suite au départ de la bénéficiaire, Mme HEUILLARD, de la République de Haute-Volta[81].

Par la suite, entre 1961 et 1970, une vingtaine d'autorisations de création de dépôts de vente de médicaments fut octroyée progressivement sur l'ensemble du territoire de la Haute-Volta. Les bénéficiaires étaient tenus de gérer eux-mêmes ces dépôts de médicaments.

En 1961, l'arrêté n°99-PRES-SP-P. du 19 décembre 1961 rendait caduque l'autorisation de création et d'exploitation d'une officine pharmaceutique à Ouahigouya, accordée par arrêté n°192-PRES du 12 août 1960 à M. André AUSERVE. Cette décision faisait suite au constat que l'intéressé était déjà propriétaire d'une officine à Puy-de-Dôme (département français).

3. Evolution du cadre juridique de la pharmacie en République de Haute-Volta et au Burkina Faso du premier (1970) au second Code de la santé publique du 19 mai 1994

Durant cette période de plus de deux (02) décennies, la législation pharmaceutique sera marquée par l'adoption d'une Ordonnance et de deux lois.

---

[81] Sawadogo W. C., op. cit., p. 38.

3.1. Ordonnance n°70-68 bis PRES.MSP.AS du 28 décembre 1970 (JO 21 janvier 1971) portant Code de la santé publique

Ce premier Code de la santé publique (CSP) voltaïque de 1970 était une copie presque intégrale du CSP colonial de 1953 et comportait onze (11) livres dont le livre III était dédié à la pharmacie[82].

Le chapitre premier de ce livre reprenait la définition du médicament de 1953, encadrait le monopole pharmaceutique, fixait les conditions de la profession de pharmacien en Haute-Volta et les peines de l'exercice illégal de la profession de pharmacien. Ainsi, l'art.52 disposait qu' « on entend par médicament, toute substance ou composition présentée comme possédant des propriétés curatives ou préventives à l'égard des maladies humaines ou animales, ainsi que tout produit pouvant être administré à l'homme ou à l'animal en vue d'établir un diagnostic médical ou de restaurer, corriger ou modifier leurs fonctions organiques ».

Pour ce qui concerne le monopole pharmaceutique, l'art.53 imposait que « sont réservés aux pharmaciens, … la préparation des médicaments destinés à l'usage de la médecine humaine (i) ; la préparation des objets de pansements et tous articles présentés comme conformes à la pharmacopée, ainsi que la préparation des produits et réactifs conditionnés en vue de la vente au public et qui, sans être visés à l'article 52 ci-dessus, sont cependant destinés au diagnostic médical (ii) ; l'achat, la détention, la vente en gros, la vente au détail et toute délivrance au public des mêmes produits et objets (iii) ; la liste des plantes médicinales inscrites à la pharmacopée (iv).

[82] République de Haute-Volta, Ordonnance n°70-68 bis PRES.MSP.AS du 28 décembre 1970, portant Code de la santé publique. JO de la République de Haute-Volta, du 21 janvier 1971, pp. 50-66.

La fabrication et la vente en gros des drogues simples et des substances chimiques destinées à la pharmacie sont libres à la condition que ces produits ne soient jamais délivrés directement aux consommateurs pour l'usage pharmaceutique et sous réserve des règlements particuliers concernant certains d'entre eux ».

Quant à l'exercice de la profession de pharmacien, c'est l'art. 54 qui en fixe les conditions. Il dispose que « nul ne peut exercer la profession de pharmacien s'il n'offre toutes les garanties de moralité professionnelle et s'il ne réunit les conditions suivantes : être titulaire d'un diplôme ou certificat reconnu par le Gouvernement de la République. Ce diplôme doit être enregistré au Greffe du tribunal de première instance et visé au Ministère chargé de la santé publique (i) ; être de nationalité voltaïque, le tout sans préjudice des dispositions contenues dans les accords internationaux ou prises en exécution de ces accords (ii) ; être âgé de 25 ans révolus, sauf dérogations relatives aux pharmaciens assistants et aux pharmaciens remplaçants (iii) ».

Les sanctions portant sur l'exercice illégal de la profession de pharmacien sont prévues à l'art. 55 qui prévoyait que « quiconque se sera livré sciemment à des opérations réservées aux pharmaciens sans réunir les conditions exigées pour l'exercice de la pharmacie sera puni d'une amende de 50.000 francs à 500.000 francs, et en cas de récidive, d'une amende de 500.000 francs à 1.000.000 francs et d'un emprisonnement de six jours à six mois, ou de l'une de ces deux peines seulement ».

Le chapitre II traitait du Conseil central des pharmacies. C'est le fondement de la création d'un futur Ordre national des pharmaciens. En effet, les articles 58 à 61 instituaient la création, l'organisation et les missions du Conseil central comme suit : « un Conseil central des pharmacies regroupe les pharmaciens habilités à exercer leur art sur le territoire de la République. Le Conseil central a pour objet d'assurer le respect des devoirs professionnels (i) ; d'assurer la défense de l'honneur et de l'indépendance de la profession (ii). Le Conseil central coordonne l'action des différentes branches de la profession et joue un rôle d'arbitrage entre-elles. Il est composé :

- du directeur de la pharmacie ou l'inspecteur de la pharmacie représentant le ministre chargé de la santé publique ;
- de deux pharmaciens d'officine, élus ;
- d'un pharmacien d'établissement hospitalier ou pharmacien salarié, nommé.

Le Conseil central des pharmaciens se réunit au moins deux fois par an. Il peut se constituer en chambre de discipline. Il est alors présidé par un magistrat désigné par le président de la Cour d'appel ou à défaut par le président du Tribunal de grande instance de Ouagadougou. Les praticiens appelés à comparaitre devant la Chambre de discipline peuvent se faire assister par un confrère de leur choix ou par un avocat inscrit au barreau, … ». L'article 62 prévoyait qu' « un Code de déontologie sera édicté sous forme de décret. Ce code fixera notamment les relations entre pharmaciens, entre les pharmaciens et les administrations lorsque ces pharmaciens appartiennent à l'Administration ».

Le chapitre III du même livre traitait de la prohibition de certaines conventions entre pharmaciens et membres de certaines professions. Dans ce sens, les articles 66 et 67 disposaient respectivement qu'« est interdit le fait, pour quiconque exerce la profession de médecin, vétérinaire, sage-femme ou dentiste de recevoir sous quelque forme que ce soit, d'une façon directe ou indirecte, des intérêts ou ristournes proportionnels ou non au nombre des unités prescrites ou vendues, qu'il s'agisse de médicaments, d'appareils orthopédiques ou autres, de quelque nature qu'ils soient.

Sont interdits la formation et le fonctionnement des sociétés dont le but manifeste est la recherche des intérêts ou ristournes définis ci-dessus et revenant aux individus eux-mêmes ou au groupe constitué à cet effet, ainsi que l'exercice pour le même objet de la profession de pharmacien et de celle de médecin, de chirurgien-dentiste ou de sage-femme ».

« Les délits visés à l'article 66 seront punis d'une amende de 100.000 francs à 1.000.000 francs et en cas de récidive, d'une amende de 1.000.000 francs à 3.000.000 francs et d'un emprisonnement de six jours à six mois, ou l'une de ces peines seulement.

Les pharmaciens co-auteurs du délit sont passibles des mêmes peines.

En cas de récidive, l'interdiction d'exercer la profession pendant une période d'un à dix ans pourra être prononcée par les cours et tribunaux, accessoirement à la peine principale.

Sera sanctionnée des mêmes peines, tout pharmacien qui, muni d'un titre régulier, sort des attributions que lui confère la loi, notamment en prêtant son concours aux personnes ne pouvant prétendre aux conditions énumérées à l'article 54, à l'effet de les soustraire aux prescriptions du présent titre ».

Les chapitres IV et V réglementaient respectivement la publicité sur les médicaments et établissements pharmaceutiques et l'inspection de la pharmacie. Cette inspection est exercée sous l'autorité du Ministre chargé de la santé publique, par un inspecteur de la pharmacie. Selon l'article 72, « l'inspecteur de la pharmacie, … prête serment devant le tribunal civil de sa résidence ». Il devait veiller à l'application des lois et règlements se rapportant à l'exercice de la pharmacie.

Les autres parties du livre III étaient relatives aux dispositions particulières aux divers modes d'exercice de la pharmacie. Il s'agit notamment des règles portant sur l'officine de pharmacie et l'exercice personnel de la profession, le rappel des dispositions législatives concernant la Pharmacie nationale, la dérogation de la délivrance des médicaments par des non-pharmaciens (dépôts privés de médicaments), la réglementation des établissements de préparations et de vente en gros, les substances vénéneuses, les pesticides, les essences pouvant servir à la fabrication des boissons alcooliques, les abortifs et contraceptifs, les thermomètres médicaux, les biberons à tubes et tétines, …

Les autres parties de ce code relatives à la profession de pharmacien sont :

- le livre II dont le titre IV traite de la médecine traditionnelle : l'article 47 disposait que « l'exercice de la médecine traditionnelle est provisoirement toléré au bénéfice des personnes notoirement connues qui demeurent civilement et pénalement responsables des actes pratiqués. Des textes ultérieurs définiront l'exercice de cette médecine et la qualité des personnes l'exerçant. Une Commission médicale et scientifique nommée par le ministre chargé de la santé publique étudiera cette pratique et effectuera des études notamment en ce qui concerne la thérapeutique traditionnelle afin d'en préciser l'action et la posologie » ;
- le livre IV traite des médicaments dérivés du sang ;
- le livre V encadre les conditions d'exploitation des laboratoires d'analyses médicales ;
- le livre VI est relatif aux rayonnements ionisants et radioéléments artificiels ;
- le livre VII prévoit l'organisation de l'ensemble des services du Ministère de la santé publique.

3.2. Loi n°006/94/ADP du 11 mars 1994 portant suppression du droit de douane sur les produits pharmaceutiques et la loi n°007/94/ADP du 11 mars 1994 portant suppression totale des droits et taxes de douane sur les Médicaments essentiels génériques

« *Ces deux lois entraient dans le cadre de la politique de l'accessibilité financière du médicament essentiel générique, prescrite par l'Initiative de Bamako de 1987. Il était important pour le pays de légiférer l'accessibilité des produits pharmaceutiques essentiels aux populations* », dixit Docteur Mahamadou COMPAORE, ancien DSPh, ancien DGPML.

Sur le plan réglementaire, cette période correspond à la prise de règlements d'application de l'Ordonnance n°70-68 bis PRES/MSP/AS du 28 décembre 1970 relative au premier Code de la santé publique. L'application de ce code a conduit à la création d'institutions pharmaceutiques telles que **:**

- les institutions d'administration publique : la DSPh et le CEDIM, créés respectivement en 1975 et en 1991 ;
- les établissements publics d'approvisionnement pharmaceutique : l'ONAP, la SONAPHARM et la CAMEG, créés respectivement en 1982, en 1985 et en 1992 ;
- l'Ordre unique des médecins, pharmaciens et chirurgiens-dentistes créé en 1992.

A titre d'exemples, les règlements pris durant cette période sont entre autres[83] :

- Le décret n°71-77/PRES/MSP/AS du 26 février 1971 portant statut des laboratoires d'analyses médicales ;

[83] Sawadogo W. C., op. cit., p. 38.

- Le décret n°75-56 PRES.SP.P.AS du 19 février 1975 portant organisation du Ministère de la santé publique, de la population et des affaires sociales, avec création de la Direction des services pharmaceutiques (DSPh) ;
- Le décret n°82-0236/PRES/CMRPN/MSP du 18 juin 1982 portant création de l'Office national d'approvisionnement pharmaceutique (ONAP) ;
- Le décret n°85-220/CNR/PRES du 9 avril 1985 portant création de la Société nationale d'approvisionnement pharmaceutique (SONAPHARM) ;
- Le raabo n°AN-VIII-666/FP/SAN/AS du 3 avril 1991 portant création du Centre de documentation et d'information sur le médicament (CEDIM) ;
- L'arrêté n°94-081/SASF/SG/DGSP/DSPh du 11 mars 1994 portant autorisation aux pharmaciens d'officines du secteur privé de posséder des dépôts pharmaceutiques ;
- L'arrêté n°92-0065/SASF/SG du 29 octobre 1992 portant obligation de substitution des spécialités pharmaceutiques par des médicaments essentiels génériques dans les formations sanitaires publiques ;
- Le décret n°92-128/SAN-ASF du 21 mai 1992 portant institution d'une liste nationale de médicaments essentiels et d'un formulaire national de médicaments essentiels ;
- L'arrêté n°94-080/SASF/SG/DGSP/DSPh du 22 février 1994 portant droit de substitution des spécialités pharmaceutiques par des médicaments essentiels génériques dans les structures privées de distribution de médicaments.

Avec la création de la DSPh et du CEDIM, l'homologation des médicaments et la promotion de l'usage rationnel de médicaments, bien qu'embryonnaires, venaient renforcer l'arsenal réglementaire burkinabè.

4. Evolution du cadre juridique de la pharmacie au Burkina Faso du second Code de la santé publique de 1994 à nos jours (avril 2018)

De nos jours, la pharmacie et le médicament sont régis par la loi n°23/94/ADP du 19 mai 1994 portant Code de la santé publique[84] et les règlements de l'UEMOA portant sur l'harmonisation de la réglementation pharmaceutique[85].

Le livre IV du Code de 1994 est relatif « aux produits pharmaceutiques, autres produits et pharmacopée traditionnelle » et comprend : la politique nationale du médicament, le monopole pharmaceutique et ses restrictions, la réglementation des substances vénéneuses, la réglementation des prix, la réglementation des établissements pharmaceutiques et la réglementation de la publicité sur les médicaments.

Le livre III traite en son titre II de la profession de pharmacien et de préparateur en pharmacie et en son titre III la profession de biologiste médical. Il aborde les conditions d'exercice de la profession de pharmacien, l'exercice illégal de la profession de pharmacien, l'exercice personnel de la profession et la prohibition de certaines conventions, l'organisation de la profession de pharmacien et de l'Ordre des pharmaciens.

Dans le cadre de l'harmonisation de la réglementation pharmaceutique dans ses Etats membres, les règlements et décisions pris par l'UEMOA sont relatifs aux procédures d'homologation des produits pharmaceutiques à usage humain, aux lignes directrices pour l'homologation des

[84] Loi n°23/94/ADP du 19 mai 1994, op. cit. p. 30.
[85] Ministère de la santé/DGPML, op. cit., p. 82.

compléments nutritionnels, aux lignes directrices pour l'homologation des produits cosmétiques, aux guides de bonnes pratiques de fabrication des produits pharmaceutiques à usage humain et de bonnes pratiques de distribution et d'importation des produits pharmaceutiques à usage humain, aux lignes directrices pour le contrôle de l'information et la publicité sur les médicaments auprès des professionnels de la santé, à la libre circulation et à l'établissement des pharmaciens ressortissants de l'Union au sein de l'espace.

La prise des textes d'application au Code de la santé publique de 1994 a permis l'adoption de trois documents cadres de politique nationale en matière :

- de médecine et pharmacopée traditionnelles par le décret n°2004-567/PRES/PM/MS/MCPEA/MECV/MESSRS du 14 décembre 2004 portant adoption du document cadre de politique nationale en matière de médecine et pharmacopée traditionnelles ;
- d'analyses de biologie médicale par le décret n° 2007-213/PRES/PM/MS du 24 avril 2007 portant adoption du document cadre de politique nationale en matière d'analyse de biologie médicale ;
- de politique pharmaceutique nationale par le décret n°2012-966/PRES/PM/MS/MEF/MICA/MRSI du 13 décembre 2012 portant adoption de la politique pharmaceutique nationale.

Cette période a été marquée par le renforcement des fonctions réglementaires existantes telles que le contrôle de l'importation, la réglementation des substances stupéfiantes, des psychotropes et de leurs précurseurs, l'octroi de licences d'établissements pharmaceutiques et de laboratoires d'analyse de biologie médicale, l'inspection pharmaceutique, l'homologation des médicaments et autres produits de santé et l'usage rationnel.

Progressivement, la prise de règlements d'application au second Code de la santé publique et la transposition des règlements de l'UEMOA ont permis l'assise de nouvelles fonctions réglementaires à savoir le contrôle de la qualité des produits de santé avec la création du LNSP en 1999, la gestion du personnel pharmaceutique avec la création de l'Ordre en 2000, la surveillance post-marketing, le contrôle de la promotion et de la publicité sur les médicaments, l'octroi d'autorisation et contrôle des essais cliniques, la vigilance des produits de santé et la surveillance règlementaire des essais cliniques en 2012, la réglementation du prix de vente des MEG et la réglementation de la pharmacie hospitalière avec la création de la DGPML en 2002. Les différentes règlementations ont été compilées dans les Tomes I, II et III du recueil des textes règlementaires du secteur de la pharmacie, du médicament et des laboratoires du Burkina Faso respectivement édités par la DGPML en 2011, 2014 et 2018.

La mise en œuvre des fonctions réglementaires a été progressivement remplie et renforcée grâce à l'évolution numérique des ressources humaines, au renforcement de compétences et l'amélioration du plateau technique. Le système national de réglementation pharmaceutique est bâti autour de l'ex-DGPML qui gérait la plupart des fonctions réglementaires, de l'ITSS, du LNSP, du CEDIM et de l'Ordre national des pharmaciens.

Cependant, beaucoup d'efforts restent à faire quant à l'application des textes réglementaires de la pharmacie et du médicament au Burkina Faso.

CHAPITRE 4

Évolution de la démographie et de la pratique professionnelle pharmaceutiques au Burkina Faso

Ce dernier chapitre traite de l'évolution de la démographie pharmaceutique d'une part et, d'autre part, des différents domaines d'activités du pharmacien comme l'officine de pharmacie, l'approvisionnement pharmaceutique public et privé, la production locale, la biologie médicale, la médecine et la pharmacopée traditionnelles, l'enseignement et la recherche scientifiques.

1. Evolution de la démographie pharmaceutique au Burkina Faso

Par manque de données sur les effectifs des pharmaciens durant la période coloniale, cette partie ne concernera que la période de 1960 à nos jours (avril 2018).

Tableau I. Evolution démographique des pharmaciens au Burkina Faso : 1960-2018 [86,87]

Année de soutenance	Effectif	Effectif cumulé
1960 – 1964	3	3
1965 – 1969	2	5
1970 -1974	6	11
1975 – 1979	18	29
1980 – 1984	48	77
1985 – 1989	26	103
1990 – 1994	41	144
1995 – 1999	74	218
2000 – 2004	91	309
2005 – 2009	**155**	**464**
2010 – 2014	**315**	**779**
2015 – 30 avril 2018	**164**	**943**
Total	**941**	**943**

De 1996 au 30 avril 2018, la Section pharmacie de l'UFR/SDS de l'Université Joseph KI-ZERBO, institution nationale de production de ressources humaines de la pharmacie, a formé 731 pharmaciens, dont l'évolution numérique cumulative est représentée dans le Tableau II ci-dessous.

86 Ordre national des pharmaciens du Burkina Faso, Analyse de la situation démographique du secteur pharmaceutique au Burkina Faso, avril 2009.

87 Université Joseph KI-ZERBO, UFR/SDS, Registre des procès-verbaux de soutenance de thèse de doctorat en pharmacie (1996 – 2018).

Tableau II : Evolution numérique des pharmaciens formés à l'UFR/ SDS de 1996 à 2018[88]

Années de soutenance	Effectif	Effectif cumulé
1996 – 2000	37	37
2001 – 2005	89	126
2006 – 2010	186	312
2011 – 2015	**327**	**639**
2016 – 4 mai 2018	92	731
Total	731	**731**

Avant les indépendances, il n'y avait en territoire de Haute-Volta que des pharmaciens du corps de la santé coloniale, tout comme dans les autres colonies d'AOF. Certains pharmaciens coloniaux exerçaient dans le secteur public à la PHARMAPHRO ou au Centre Muraz, pendant que d'autres étaient pharmaciens d'officine privée. En 1962, *« la Haute-Volta ne comptait qu'un seul pharmacien installé à Bobo-Dioulasso, le docteur André KAMBOU de la Pharmacie du Houet »*[89].

Quelques temps après le départ des pharmaciens coloniaux, l'Etat voltaïque trouva la nécessité de former des pharmaciens pour la gestion de la pharmacie et du médicament. C'est ainsi que l'Etat octroyait des bourses d'études pour la formation des pharmaciens qui s'effectuait à Dakar, en France et plus tard en Belgique, en Russie ou en Côte d'Ivoire.

Grâce à ce programme de formation, le nombre de pharmaciens voltaïques est passé de 5 en 1969 à 29 en 1979. Parmi les pharmaciens pionniers du pays des Hommes intègres, l'on retient les docteurs André KAMBOU, in memoriam (Pharmacie du Houet, Bobo-Dioulasso), Paul OUEDRAOGO, in memoriam (Pharmacie Moderne, Bobo-Dioulasso), Paul

[88] UFR/SDS, Université Joseph KI-ZERBO, op., cit., p132.
[89] Analyse du Dr Paul BALKOUMA.

BALKOUMA (Pharmacie du Sud, Ouagadougou), Amadou TRAORE, in memoriam (Pharmacie Nouvelle, Ouagadougou), Ryssalatou DIAWARA, in memoriam (Pharmacie Diawara, Ouagadougou). Le nombre de pharmaciens s'est progressivement accru après 1996, date de sortie de la première promotion de pharmaciens entièrement formés à la section pharmacie de la Faculté des sciences de la santé de l'Université de Ouagadougou. Vingt-sept (27) ans après sa création, cette institution a formé plus de 700 pharmaciens[90].

En avril 2018, plus de 900 pharmaciens étaient inscrits au Tableau de l'Ordre des pharmaciens. La population burkinabè est estimée à 20 244 080 habitants selon les projections de l'INSD en 2018, soit un pharmacien pour 22 500 habitants, ce qui est en deçà de la norme OMS qui est d'un pharmacien pour 15 000 habitants. Ce déficit en ressources humaines pharmaceutiques va probablement être rapidement comblé, avec le recrutement en 2017 de la première promotion de la Section pharmacie de l'Institut des sciences de la santé (INSSA) de l'Université Nazi Boni à Bobo-Dioulasso et le projet d'ouverture en 2018 d'une section pharmacie à la Faculté des Sciences de la Santé de l'Université privée Saint Thomas d'Aquin (USTA) à Ouagadougou.

Les ressources humaines pharmaceutiques ont donc considérablement évolué au fil du temps et ce, de pair avec la pratique professionnelle.

---

[90] Université Joseph KI-ZERBO, UFR/SDS, op. cit., p. 132.

2. Evolution de la pratique professionnelle

2.1. Evolution du système d'approvisionnement et de l'officine pharmaceutiques

Le système d'approvisionnement pharmaceutique constitue un ensemble de processus coordonnés, agencés et intégrés qui permet de rendre des produits pharmaceutiques de qualité disponibles et accessibles à la population. Il est bâti autour des structures publiques et privées de distribution en gros.

On entend par officine pharmaceutique l'établissement affecté à l'exécution des ordonnances médicales, à la préparation des médicaments inscrits aux pharmacopées reconnues par le Burkina Faso et des médicaments spécialisés de l'officine, ainsi qu'à la vente au détail des médicaments et autres produits de santé[91].

Système d'approvisionnement pharmaceutique

Pendant la période coloniale, les Pharmacies d'approvisionnement (PHARMAPRO), installées progressivement dans les colonies de l'AOF, exprimaient leurs besoins en produits pharmaceutiques auprès de la PHARMAPRO fédérale sise à Dakar. Les pharmacies d'approvisionnement coloniales ravitaillaient à leur tour les formations sanitaires de leurs territoires en produits sanitaires. C'est ainsi que la PHARMAPRO voltaïque de Bobo-Dioulasso approvisionnait les centres de santé de la Haute-Volta en produits pharmaceutiques. Ainsi, avant les indépendances, la PHARMAPRO de Bobo-Dioulasso a constitué l'unique établissement pharmaceutique d'approvisionnement en Haute-Volta et ce, jusqu'en 1963. De 1963 à 1992, la Pharmacie nationale, l'ONAP, la SONAPHARM et la CAMEG ont été successivement les établissements publics et privés d'approvisionnement en

[91] Loi n°23/94/ADP du 19 mai 1994, op. cit., p. 30.

gros des produits de santé. Ces structures devaient opérationnaliser la politique d'accès aux médicaments essentiels génériques.

A partir de 1994, l'approvisionnement du secteur public du système national de santé est presque totalement assuré par la CAMEG. En 2010, on comptait 1 569 dépôts de médicaments essentiels génériques (MEG) fonctionnels dans l'ensemble des formations sanitaires publiques du Burkina. Ceux-ci sont approvisionnés par 63 DRD qui s'approvisionnent à leur tour auprès d'un réseau de six agences régionales de la CAMEG. La CAMEG occupe aussi une place majeure dans l'approvisionnement des intrants des programmes de santé prioritaires comme ceux de la santé de la reproduction, de la nutrition, de la lutte contre le paludisme, le VIH/SIDA et la tuberculose.

La coordination de l'approvisionnement de ces intrants des pathologies prioritaires est en effet assurée par des comités de suivi et une commission nationale, tous pilotés par la DGPML. La mise en place de ce mécanisme de coordination, qui implique la participation des représentants de la DGPML, de la CAMEG, des programmes de santé, des partenaires et de la société civile, s'est inspirée de la réussite du premier cadre de concertation formalisé du genre. Il s'agit du Comité suivi de l'utilisation des combinaisons thérapeutiques à base d'artémisinine (ACT) créé par l'arrêté N°2008-228/MS/CAB du 18/06/2008 du Ministre de la santé.

L'approvisionnement du secteur privé sera également renforcé à partir de 1994 avec la naissance progressive d'autres grossistes répartiteurs privés comme COPHADIS (actuel UBIPHARM), LABOREX, DPBF, TEDIS-PHARMA, … La création de COPHADIS découlait d'une initiative de 1974 du SPBF[92], qui visait déjà la création

[92] Procès-verbal de réunion du Conseil d'administration de COPHADIS S.A avec le Syndicat des pharmaciens du Burkina Faso, 11 juin 1999.

d'une société grossiste privée par les pharmaciens d'officine burkinabè.

En 2011, selon le premier répertoire des établissements pharmaceutiques et des laboratoires d'analyse de biologie humaine privés du Burkina Faso édité par la DGPML, on dénombrait officiellement 4 fabricants, 190 officines, 450 dépôts, 19 laboratoires de biologie médicale et 12 grossistes répartiteurs[93]. Trois années après, en 2014, on comptait vingt (20) établissements grossistes-importateurs agréés sur le marché du médicament burkinabè.

Evolution du nombre d'officines pharmaceutiques

Le tableau ci-après montre l'évolution du nombre d'officines de pharmacie des indépendances à nos jours.

Tableau III. Evolution du nombre d'officines privées de pharmacie[94]

Année	Nombre d'officines de pharmacie
1962	1
1984	10
1994	53
2004	137
2011	179
2017	297
2018	340

Avant les indépendances, l'officine pharmaceutique en AOF était la propriété des citoyens français. « *En Haute-Volta, les pharmacies coloniales cédées plus tard à des pharmaciens voltaïques sont la Pharmacie de la Volta (Pharmacie Diawara), la pharmacie de Madame Tadei*

[93] Ministère de la santé/DGPML, répertoire des établissements pharmaceutiques, 2012.

[94] Données collectées auprès de l'Ordre national des pharmaciens du Burkina Faso et de la Direction de la réglementation et des licences pharmaceutiques de l'ex-DGPML.

(Pharmacie Nouvelle), la pharmacie de M. Bernard Cuisine (Pharmacie Moderne) et la Pharmacie du Houet »[95]. Juste après les indépendances, les premiers pharmaciens officinaux s'approvisionnaient en produits pharmaceutiques hors du territoire voltaïque, à savoir en France ou en Côte d'Ivoire. Les commandes étaient des gros stocks et le délai de livraison de six mois au moins. De ce fait, les pertes dues aux péremptions étaient monnaie courante dans les officines de pharmacie.

La dispensation ne se faisait pas en face à face avec le pharmacien.

L'un des défis majeurs du secteur pharmaceutique postindépendance était de rendre disponibles et accessibles, financièrement et géographiquement, les produits pharmaceutiques essentiels aux populations. Pour atteindre cet objectif, la Pharmacie nationale et l'ONAP avaient pour mandat d'ouvrir des officines de pharmacie et des dépôts pharmaceutiques sur toute l'entendue du territoire de la Haute-Volta. Les premiers pharmaciens assuraient la gestion de ces officines étatiques. Dans les années 80, avec l'avènement de la Politique d'ajustement structurel (PAS)[96], l'Etat a cédé ses pharmacies aux pharmaciens. Ce fut le début de la libéralisation du secteur pharmaceutique. Les pharmaciens qui remplissaient la condition de 10 ans d'expérience professionnelle dans le secteur public étaient autorisés, s'ils le désiraient, à racheter ou à créer une officine. Le nombre de pharmacies privées est ainsi passé d'un en 1962 à treize (13) en 1988. Cette libéralisation s'est accentuée en 1994 au lendemain de la dévaluation du Franc CFA. En 1994, le Burkina comptait 53 officines pharmaceutiques privées, 137 en 2004 et 297 en 2017. Cette augmentation est liée à la

---

[95] Propos recueilli auprès du Dr Siedou ZIO, pharmacie KAMIN.

[96] Koussoubé E., Loada A., Nébié G. Economie politique de la croissance au Burkina Faso : institutions, gouvernance et développement, Document de travail, Institut de recherche pour le développement (IRD), juin 2015.

croissance numérique des pharmaciens et aussi à la diminution de la durée d'expérience professionnelle requise pour l'exercice privé qui est passée de 10 ans à 3 ans dans les années 2000. Au fil des années, le pharmacien officinal est passé du simple dispensateur à un acteur de santé publique. Cependant, ce rôle du pharmacien officinal dans le système de santé doit être plus affirmé.

2.2. Evolution en matière de production pharmaceutique locale

L'analyse du secteur pharmaceutique en 1996 révélait que l'industrie pharmaceutique ne participait que pour 2 % à la satisfaction du marché pharmaceutique national. Les unités de production étaient au nombre de trois (3)[97] :

- MEDIFA était l'Unité spécialisée dans la production des solutés de perfusion. Selon le Docteur Bindi OUOBA, les études de faisabilité de sa création ont été initiées en 1986 mais la création n'a été effective qu'en 1989, avec le soutien d'un partenaire italien, l'Institut Mario Negri. La coopération avec cet institut portait en effet sur deux volets : la rationalisation de la prescription et la création de MEDIFA. Des pharmaciens et des médecins ont été formés en Italie de ce cadre, les premiers pour maîtriser la technologie de production pharmaceutique et les seconds pour la rationalisation de la prescription. Pendant 15 ans, de 1989 à 2004, MEDIFA a bien fonctionné et a permis aux burkinabè de disposer des solutés massifs et de se soigner. Il a eu à sa tête trois directeurs généraux, successivement les docteurs **Jean Marie SAWADOGO** (in memoriam, 1989 à 1994), futur promoteur de la pharmacie Yenega et des

[97] Ministère de la santé, op. cit., p. 77.

Laboratoires GAMET à Ouagadougou, Seraphin YOUGBARÉ (in memoriam) futur promoteur de la pharmacie Natilge, et Dominique SOURABIÉ, actuel promoteur de la pharmacie DJIMBIA.

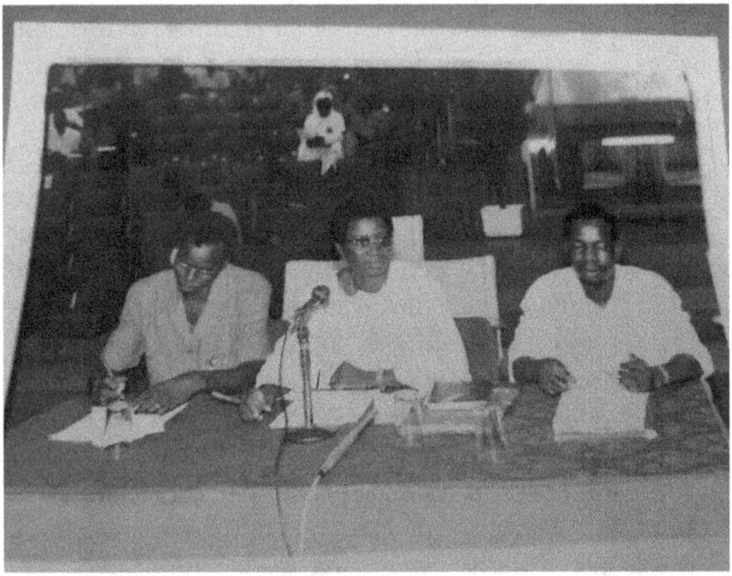

Dr Jean Marie SAWADOGO (au milieu) présentant la situation de MEDIFA lors de la première Assemblée Générale des sociétés d'état, tenue du 22 au 30 juin 1993.

- U-PHARMA : inaugurée le 02 juin 1992, cette unité de production pharmaceutique de formes comprimés a produit pendant quelques années des comprimés de paracétamol, d'aspirine et de chloroquine. La construction et l'équipement ont été financés par la Coopération belge, notamment l'Administration générale de coopération au développement (AGCD). Le pilotage technique de ce projet, le développement des formulations ainsi que la formation des docteurs **Badioré OUATTARA** et **Sidiki TRAORE**, premiers pharmaciens d'industrie de cette unité, ont été également assurés par l'Institut de Pharmacie de l'ULB ;

- SOPAL qui produit de l'alcool pharmaceutique à Banfora.

La situation de l'industrie pharmaceutique nationale s'est dégradée par la suite, avec l'arrêt de la production des comprimés par U-PHARMA en 1996 et la fermeture de MEDIFA en 2004. Sur papier, le Burkina comptait quatre (04) fabricants pharmaceutiques en 2011, contre sept (07) en 2014[98]. Aussi, seuls LES LABORATOIRES PHYTOFLA du docteur **Zéphirin DAKUYO** à Banfora, GAMET (Laboratoire Galénique des médicaments modernes et traditionnels) et U-PHARMA à Ouagadougou, fabriquaient localement quelques phytomédicaments. Le plus illustre de ces phytomédicaments est probablement le FACA de U-PHARMA, qui a obtenu son autorisation mise sur le marché (AMM) auprès de la DGPML en 2010, et qui rend un bénéfice réel aux personnes souffrant de la drépanocytose.

---

[98] Ministère de la santé/DGPML, *Répertoire des établissements pharmaceutiques*, 2014.

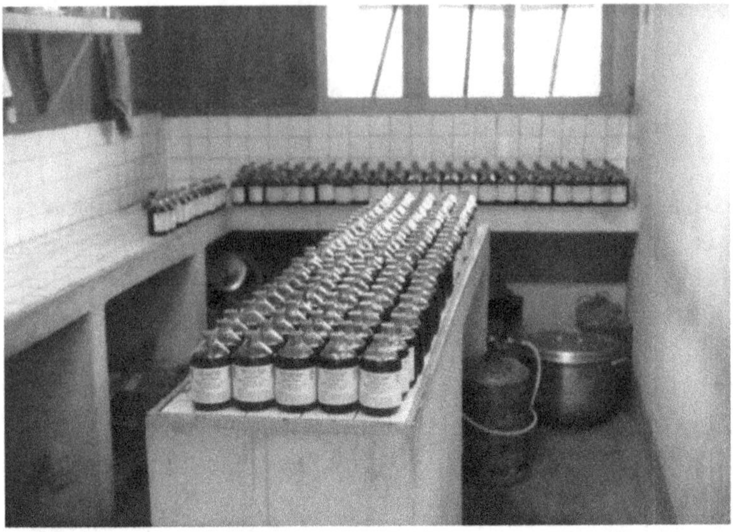

Les Laboratoires Phytofla à Banfora, au moment de sa création en 1984.

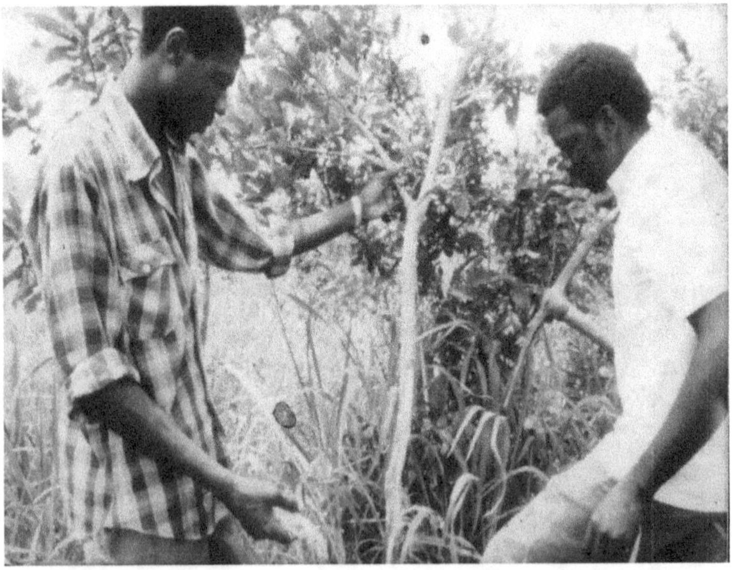

Dr Zéphirin DAKUYO (à droite) en train de récolter des plantes médicinales destinées à la production de Phytofla (Banfora, 1984).

Cette situation peu reluisante de la production pharmaceutique nationale rend le pays totalement dépendant de l'extérieur, même pour le simple et banal paracétamol sirop ou comprimé. Pourtant, le pays possède de réels atouts, parmi lesquels on peut citer la disponibilité conséquente des ressources humaines qualifiées, l'existence d'un marché interne estimé à plus de cent milliards par an et les initiatives de projets de production par des promoteurs privés, nationaux et étrangers, Les principales causes de l'absence actuelle de production pharmaceutique locale, déjà mises en exergue dans le document de politique pharmaceutique nationale de 2012, sont :

- la lourdeur et la complexité des procédures administrative de création et d'ouverture de ce type d'établissement.
- le coût élevé et l'instabilité de l'énergie électrique.
- le difficile accès aux fonds publics et aux financements bancaires par les promoteurs.
- la faible utilisation de l'expertise des universités et des centres de recherche nationaux.
- la quasi absence de mesures incitatives et de protection, qui ont permis le décollage de la production nationale dans beaucoup de pays. En effet, l'importation des matières premières et des articles de conditionnement utilisés pour produire localement les médicaments sont fortement taxés alors que les médicaments finis sont détaxés à l'importation. Aussi, les établissements sanitaires, les centrales d'achat et les grossistes-répartiteurs publics et privés nationaux n'ont pas l'obligation de s'approvisionner et consommer prioritairement les médicaments produits localement. Egalement, la taxation des médicaments importés et pour lesquels des équivalents de qualité produits localement sont

disponibles n'est pas prévue dans l'arsenal juridique burkinabè.

2.3. Evolution en matière d'analyses de biologie médicale

Jusqu'en 1990, le domaine de la biologie médicale est resté embryonnaire au Burkina Faso avec une insuffisance du cadre organisationnel, réglementaire et en ressources humaines qualifiées.

La quasi-totalité des pharmaciens pionniers se sont intéressés à l'officine pharmaceutique. Le secteur public et certains centres hospitaliers confessionnels disposaient de laboratoires de biologie médicale dont la pratique était rudimentaire. Le Centre Muraz serait le seul établissement à disposer depuis 1956 d'un département de biologie médicale moderne qui servait d'expertise en la matière pour les pays ouest-africains.

Ce n'est que dans les années 1975 que des pharmaciens ont été affectés aux laboratoires des centres hospitaliers ou médicaux (Centre hospitalier national Yalgado Ouédraogo, dispensaires urbains de Ouagadougou et de Bobo-Dioulasso, Centre médical Sangoulé Lamizana, ...). Leurs compétences ont permis d'améliorer la pratique en matière d'analyses de biologie médicale, car certains d'entre eux étaient biologistes de formation. Cependant, le niveau d'équipement de ces laboratoires n'était pas en phase avec l'évolution des techniques de la biologie et de la médecine.

La conception de la plupart de ces laboratoires ne respectait pas les normes en la matière. Bon nombre des locaux étaient constitués de bâtiments réformés, preuve que ce service n'était pas toujours pris en compte lors de la conception des centres de santé.

Le début d'organisation de la biologie médicale vient de la création au sein de la DGPML d'une direction des laboratoires. Sur le plan opérationnel, le Burkina Faso s'est doté depuis 1999 d'un Laboratoire national de santé publique (LNSP).

Au niveau du secteur public, en 2007, seuls les laboratoires des Centres hospitaliers universitaires (CHU) et du LNSP étaient dirigés par des cadres spécialistes en biologie. Tous les laboratoires des Centres hospitaliers régionaux (CHR) étaient dirigés par des pharmaciens non spécialistes de la biologie médicale et la plupart des laboratoires des districts étaient dirigés par des techniciens de laboratoire. A la même date, le Burkina Faso disposait de 20 biologistes (médecins et pharmaciens), 216 techniciens de laboratoire et 56 techniciens supérieurs de laboratoires, dans le secteur public.

Aujourd'hui, la pratique de la biologie médicale a nettement évolué avec l'opérationnalisation de la politique nationale en matière d'analyses de biologie médicale adoptée en 2007 sous le leadership de la DGPML. Le Burkina s'est doté d'un système d'assurance qualité et d'un guide de bonne exécution des analyses de biologie médicale. Les ressources humaines de biologie médicale ont aussi évolué avec la création du Diplôme d'études supérieures spécialisées de biologie clinique à l'UFR/SDS de l'Université Joseph KI-ZERBO.

2.4. Evolution en matière de médecine et pharmacopée traditionnelles

En AOF, la recherche coloniale sur la médecine traditionnelle africaine fut entreprise entre 1930 et 1960 à la suite d'une recherche essentiellement agricole. En effet, Auguste Chevalier, titulaire de la Chaire d'agronomie tropicale du Museum d'histoire naturelle de Paris mena ses recherches entre 1899 et 1931 sur les ressources agricoles et forestières du domaine colonial français. Etaient incluses dans cette recherche agricole, l'exploration et la conquête des plantes médicinales africaines. Parmi les figures emblématiques de la recherche sur la pharmacopée traditionnelle africaine, l'on retient Emile Perrot (1867 – 1951), pharmacien-botaniste, qui mena ses travaux sur la cueillette, la description et la culture des plantes médicinales indigènes d'AOF entre 1927 et 1928, pour le marché français[99]. Par la suite, d'autres chercheurs comme Eugène Caventou (pharmacien), Armand Corre (médecin naval) menèrent des recherches sur les médicaments de la médecine traditionnelle africaine. Numa Laffitte (1935), pharmacien colonial mena la toute première mission sur la pharmacopée africaine pour inventorier les plantes médicinales entrant dans la pharmacopée indigène de l'AOF dans le but d'une éventuelle industrialisation ultérieure ainsi que les conditions pour la création ou l'extension de la culture des plantes médicinales déjà connues. Malheureusement, il perdit la vie au cours de cette mission et un autre pharmacien colonial Jean Kerharo (1945-1950) le remplaça pour continuer la mission[100].

En octobre 1946 à Bamako, une élite politique africaine s'est réunie à travers ce qu'elle a appelé « le Grand Rassemblement » pour réfléchir sur l'avenir du continent. Une Commission santé a été mise en place à cet effet avec pour objectif de combattre l'assimilation et de défendre "l'originalité africaine". Le principal point de revendication de cette commission était la mise en place d'un projet de réhabilitation de la médecine non scientifique, avec la création sur chaque territoire colonial

[99] Perrot E. *Matières premières usuelles du règne végétal : thérapeutique, hygiène, industrie*, Paris, Masson et Cie, 1943.

[100] Kerharo J. et Bouquet A. *Plantes médicinales et toxiques de la Côte-D'ivoire –Haute-Volta.* Paris : Vigot Frères, 1950.

d'un laboratoire et d'une école d'herboristes pour l'utilisation de la pharmacopée indigène[101].

Les recherches de Laffite et Kerharo sont les dernières avant les indépendances. Après la colonisation, la recherche étrangère française sur la médecine et la pharmacopée traditionnelles s'est fortement amenuisée. Par contre, l'agenda de l'élite politique de 1945 fut repris à la fin des années 60.

A la fin de la première décennie des indépendances, par Ordonnance n°70-68 bis/PRES/MSP/AS du 28 décembre 1970 portant Code de santé publique et ses textes d'application, la médecine traditionnelle a été tolérée en Haute-Volta. En 1984, à la faveur des réformes courageuses du régime révolutionnaire sankariste, le tout premier service administratif, la Direction de l'approvisionnement et de la pharmacopée traditionnelle, a été créé au sein du ministère en charge de la santé. Et entre 1984 et 1989, le gouvernement mit en place des cellules de pharmacopée traditionnelle dans les structures sanitaires déconcentrées et la constitution d'associations des tradipraticiens de santé. Avec la loi n°23/94/ADP portant Code de la santé publique du 19 mai 1994, la médecine et la pharmacopée traditionnelle (MPT) passe de statut de pratique tolérée à la reconnaissance officielle comme une des composantes du système sanitaire national.

A partir de cette date, la MPT s'intégrèrent dans l'agenda politique, avec sa consécration dans les recommandations issues des Etats généraux de la santé de 1999 puis dans la toute première politique de santé de 2001 et traduit dans le Plan national de développement sanitaire 2001-2010[102]. L'un des résultats de cette

[101] Dim D. Les secrets des sorciers noirs. Paris : Librairie Emile Nourry, 1934.
[102] Ministère de la santé/Burkina Faso. Plan national de développement sanitaire 2001-2010, 64 p.

institutionnalisation progressive fut la création en 2002, de la Direction de la promotion de la médecine et de la pharmacopée traditionnelle (DMPT) au sein de la DGPML. A partir de cette date, les cadres politique, juridique et institutionnel ont connu de grands progrès. Ainsi, un document cadre de politique nationale en matière de médecine et de pharmacopée traditionnelles a été adopté en 2004. Par la suite, l'exercice de la médecine traditionnelle, les établissements ainsi que les médicaments issus de la pharmacopée traditionnelle ont été encadrés par des textes juridiques. Aussi, sous l'impulsion du professeur Jean Baptiste NIKIEMA, directeur de la promotion de la médecine et de la pharmacopée traditionnelles, des journées nationales ont été organisées chaque année et trois éditions du Congrès International de Phytothérapie de Ouagadougou (CIPO) ont pu être organisées, en 2007, 2009 et 20012. Aussi, les tradipraticiens de santé ont été organisés en associations et un code de déontologie a été édicté. La première association de tradipraticiens de santé au Burkina Faso a été initiée pour la première fois, dans les années 80, par le docteur **Alfred SANOU**, promoteur de la Pharmacie Hereso à Bobo-Dioulasso et actuellement député à l'Assemblée nationale. En février 2018, à l'occasion d'un nouvel organigramme du Ministère de la santé, la médecine et pharmacopée traditionnelles relèvent dorénavant de la Direction générale de l'offre de soins (DGOS) où elles constituent la Direction de la médecine traditionnelle et alternative.

2.5. Evolution en matière de recherche scientifique

La recherche scientifique dans le domaine de la pharmacie en AOF

En AOF, la recherche scientifique s'exerçait sous la domination de la puissance coloniale dans le cadre de la lutte contre les grandes endémies (trypanosomiase humaine, lèpre, fièvre jaune, onchocercose, carences alimentaires, …) à Bobo-Dioulasso, Bamako et Dakar. Ces recherches avaient pour but de comprendre le phénomène des endémies en Afrique afin de trouver des moyens préventifs ou thérapeutiques. Comme centres de recherche de la lutte contre ces grandes endémies implantées à Bobo-Dioulasso, l'on peut retenir[103] :

- le Service général autonome de la maladie du sommeil (SGAMS), créé entre 1939 et 1942, sous la direction de Gaston Muraz ;
- en 1945, le SGAMS sera transformé en Service général de l'hygiène mobile et de la prophylaxie (SGHMP) ;
- le Centre d'étude des trypanosomiases africaines (CETA) abritant un laboratoire de recherche a été créé en 1945 et rattaché au SGHMP ;
- en 1956, le SGHMP devint le Centre MURAZ ;
- en 1960, création de l'Organisation de coordination et de coopération pour la lutte contre les grandes endémies (OCCGE) qui a existé jusqu'en 1998, date à laquelle elle fusionne avec l'Organisation ouest-africaine de la santé (OOAS).

L'Institut ophtalmologique tropical appliqué de Bamako (IOTA), créé en 1953 et rattaché au SGHMP, effectuait de recherches dans le domaine des ophtalmies. Tous ces centres étaient dirigés par l'Office de la recherche scientifique coloniale créé par décret en octobre 1943. Il est devenu Office de la recherche scientifique Outre-mer (ORSOM) en 1949 puis Office de la recherche scientifique et technique Outre-mer (ORSTOM) en

[103] Banhoro Y., op. cit. p. 38.

1953[104]. Ces recherches étaient assurées par des médecins et pharmaciens militaires du corps de santé colonial.

La recherche scientifique dans le domaine de la pharmacie après les indépendances

Après les indépendances, en plus du Centre Muraz, des centres de recherches en sciences de la santé ont été créés dans le cadre de la recherche clinique, de la médecine, de la pharmacie, de la biologie et de la pharmacopée traditionnelle. Ce sont :

- les Centres hospitalo-universitaires (CHU) ;
- le Centre national de la recherche scientifique et technologique (CNRST) créé en 1978 qui abrite l'IRSS, anciennement Institut de recherche sur les substances naturelles (IRSN) : la recherche pharmaceutique au sein de l'IRSS, qui a été initié par les professeurs Mamadou SAWADOGO et Innocent Pierre GUISSOU, a aussi bénéficiée de l'appui des partenaires au développement. En effet, en 1985, l'AGCD de Belgique a subventionné la construction et l'équipement d'un bâtiment abritant des laboratoires de chimie et de physiologie ainsi qu'un local de stockage pour les plantes médicinales. L'Organisation des Nations unies pour le développement industriel (ONUDI), quant à elle, a subventionné la construction et l'équipement d'une unité pilote d'extraction de principes actifs des plantes médicinales récoltées sur place ;
- la Section pharmacie de l'UFR/SDS et plus récemment l'Ecole doctorale de la santé (EDS) de l'Université Joseph KI-ZERBO : la recherche dans

[104] Coopération : Institut français de recherche scientifique pour le développement en coopération (1949-1949). https: //francearchives. fr/findingaid/ a3b6c6db8f6f681ebd756a8f6f3e4d1ee2fb95da/, consulté le 8 mai 2020.

les sciences pharmaceutiques à l'Université Joseph KI-ZERBO s'est progressivement amplifiée avec le temps, grâce notamment à la coopération universitaire au développement belge, qui a permis la formation en sandwich de jeunes enseignants-chercheurs, l'équipement des laboratoires universitaires et l'aménagement en 2001 d'une salle de préparation pharmaceutique stérile. Professeure **Brigitte EVRARD** de l'Université de Liège et **Dominique MERTENS** de l'ULB ont accompagné la réalisation de cette infrastructure dans le cadre du projet « Recherche et développement de gels biorésorbables d'antibiotiques pour le traitement d'ostéomyélites chroniques », de la définition de ses caractéristiques à son installation à Ouagadougou. Depuis lors, les activités de recherche collaborative se sont poursuivies jusqu'à nos jours, notamment avec l'implication des professeurs **Jacques DUBOIS**, **Karim AMIGHI**, **Jean-Michel KAUFFMANN**, **Pierre VAN ANTWERPEN**, …

De la période coloniale à nos jours, en passant par les indépendances, les champs d'action du pharmacien burkinabè se sont progressivement élargis. Les domaines d'exercice de l'art pharmaceutique au Burkina Faso sont passés de l'officine pharmaceutique à la santé publique. Cependant, en plus des domaines précités, d'autres univers doivent être explorés. Parmi ces univers, nous avons la biotechnologie et l'industrie pharmaceutique, l'agro-alimentaire, l'eau et l'assainissement, la parapharmacie, les médicaments vétérinaires, …

CONCLUSION

La pharmacie au Burkina Faso a aujourd'hui plus d'un siècle d'existence. De sa constitution en 1919 sous l'appellation "colonie de Haute-Volta" à son accession à l'indépendance en 1960, elle était, avec les autres colonies de l'AOF, sous l'administration de la France métropolitaine. Sous l'empire colonial, la pharmacie et le médicament étaient régis par la législation et la réglementation françaises et administrés par des institutions centrales et déconcentrées. En territoire de Haute-Volta, la PHARMAPRO fut la première forme d'organisation de la pharmacie.

Des indépendances au premier code de la santé publique en 1970, la réglementation pharmaceutique voltaïque portait sur la mise en œuvre de la politique d'accessibilité des produits pharmaceutiques essentiels aux populations, à travers la Pharmacie nationale créée en 1963.

Durant la période allant du premier au second code de la santé publique du 19 mai 1994, le secteur pharmaceutique a été marqué par une succession de création d'établissements publics d'approvisionnement pharmaceutique, pour parvenir à la création de la CAMEG en 1992. Cette période a aussi connu l'évolution de la réglementation pharmaceutique par la prise des textes d'application au Code de la santé publique de 1970, et surtout avec la création d'une institution administrative en 1975, la Direction des services pharmaceutiques (DSPh).

De nos jours, la pharmacie et le médicament sont régis par loi n°23/94/ADP du 19 mai 1994 portant Code de la santé publique (en relecture depuis 2014) et les directives communautaires de l'UEMOA. La création des institutions majeures comme la section de pharmacie de l'ESSSA en 1990, le LNSP en 1999, l'ONPBF en 2000, la DGPML en 2002, l'ANRP et la DGAP en 2018 a toujours été justifiée par la nécessité de faire face aux défis d'assurance qualité, d'accessibilité et d'usage rationnel des produits pharmaceutiques. La réglementation pharmaceutique est passée de deux (2) fonctions réglementaires en 1960, à savoir le contrôle des importations et l'octroi des licences pharmaceutiques, à plus de dix (10) en 2018 dont l'homologation des produits pharmaceutiques, l'autorisation des essais cliniques, la vigilance des produits de santé, le contrôle de la publicité et de la promotion médicale, les inspections, ... Le nombre de pharmaciens est passé de cinq (5) en 1969 à plus de 900 en 2018. Le pharmacien burkinabè exerce aujourd'hui son art dans les domaines de l'officine de pharmacie, la biologie médicale, la distribution en gros, la production locale, la recherche scientifique, l'enseignement supérieur, l'administration publique, etc. Il l'exerce même au-delà du pays, puisque de nombreux pharmaciens burkinabè sont actuellement des conseillers, consultants ou experts auprès de nombreuses institutions, régionales et internationales.

Cependant, l'application effective des textes réglementaires, la lutte contre les médicaments contrefaits ou illicites ou de qualité inférieure, le développement de l'industrie pharmaceutique et la promotion des médicaments issus de la pharmacopée traditionnelle restent toujours des défis majeurs du secteur pharmaceutique burkinabè. De même, les effectifs pléthoriques d'étudiants dans les facultés de pharmacie au

Burkina Faso soulèvent de nouveaux défis : celui de la qualité de la formation et la nécessité de création de nouveaux débouchés pour la profession de pharmacien.

SOURCES ET ELEMENTS BIBLIOGRAPHIQUES

1. Sources

Elles sont constituées d'interviews réalisées auprès des pionniers et acteurs du secteur pharmaceutique du Burkina Faso et de notes officielles et textes juridiques encadrant la santé et le secteur pharmaceutique.

1.1. Interviews

Liste des personnes-ressources interviewées

Numéro d'ordre	Nom et prénom (s)	Qualifications et fonctions occupées
01	BALKOUMA Paul	Pharmacien d'officine, promoteur de la Pharmacie du Sud à Ouagadougou
02	BENAO/PALE Victoire	Pharmacienne d'officine, première Présidente du Conseil national de l'Ordre des pharmaciens du Burkina Faso, promotrice de la Pharmacie de l'Avenir à Ouagadougou
03	COMPAORE Mahamadou	Pharmacien d'officine, ancien Directeur des services pharmaceutiques (DSPh), ancien Directeur général de la pharmacie, du médicament et des laboratoires (DGPML)
04	DAKUYO P. Zéphirin	Pharmacien, Directeur général des Laboratoires Phytofla à Banfora
05	GUISSOU Innocent Pierre	Pharmacien, professeur titulaire en pharmacologie et toxicologie, hospitalo-universitaire, chercheur, membre de l'Académie française de pharmacie

Numéro d'ordre	Nom et prénom (s)	Qualifications et fonctions occupées
06	KABORE Abdoul Salam	Pharmacien militaire d'officine, biologiste, ancien Ministre de la santé, promoteur de la Pharmacie du Progrès à Ouagadougou
07	KABORE Camille	Pharmacien d'officine, ancien Président du Syndicat des pharmaciens du Burkina Faso, promoteur de la pharmacie Camille à Ouagadougou
08	KABRE Elie	Pharmacien biologiste, Maître de conférences agrégé en biochimie, hospitalo-universitaire, chercheur, ancien Directeur adjoint de l'UFR/SDS, Directeur général du Laboratoire national de santé publique
09	KAMBOU Fabienne	Fille de Feu KAMBOU André, premier pharmacien voltaïque, Pharmacie du Houet, Bobo-Dioulasso
10	OUANDAOGO Adama Jacques	Pharmacien d'officine, ancien Directeur de la Pharmacie nationale, des services pharmaceutiques (DSPh) et de l'ONAP, promoteur de la Pharmacie Maignon à Ouagadougou
11	OUEDROAGO Moussa	Pharmacien, Maître de conférences agrégé en pharmacologie, hospitalo-universitaire, chercheur, première promotion de la pharmacie au Burkina Faso, Directeur de l'Ecole doctorale de la santé
12	OUEDRAOGO Paul Saga	Pharmacien d'officine, promoteur de la Pharmacie de la Cathédrale à Ouagadougou
13	OUOBA Bindi	Pharmacien, ancien directeur général de la SONAPHARM et ancien président du Comité d'éthique pour la recherche en santé, homme politique, député à l'Assemblée nationale
14	SAKANDE Jean	Pharmacien biologiste, professeur titulaire en biochimie, hospitalo-universitaire, chercheur, ancien Directeur des laboratoires à la DGPML
15	SANDOUIDI Alfred	Pharmacien d'officine, Président du Conseil national de l'Ordre des pharmaciens du Burkina Faso, ancien Directeur des laboratoires à la DGPML

Numéro d'ordre	Nom et prénom (s)	Qualifications et fonctions occupées
16	SANGARE Lassana	Pharmacien, colonel-major, professeur titulaire en bactériologie virologie, hospitalo-universitaire, chercheur, Chef de service des laboratoires au Centre hospitalier universitaire Yalgado Ouédraogo
17	SANOU Alfred	Pharmacien d'officine, promoteur de la Pharmacie Hereso à Bobo-Dioulasso, homme politique, député à l'Assemblée nationale
18	SARE Soumaila	Pharmacien militaire d'officine, promoteur de la Pharmacie Ar-Rhma à Ouagadougou
19	SAWADOGO Anicet	Pharmacien, Fils de Feu Dr Jean Marie SAWADOGO, Directeur du Laboratoire GAMET
20	SAWADOGO / OUÉDRAOGO Aguiratou	Pharmacienne d'officine, ancienne DSPh, promotrice de la Pharmacie Sigri à Ouagadougou
21	SEMDE Rasmané	Pharmacien, professeur titulaire de pharmacie galénique et biopharmacie, hospitalo-universitaire, ancien DGPML, Coordonnateur de la section pharmacie de l'UFR/SDS de l'Université Joseph Ki-Zerbo
22	SERE Sina	Pharmacien d'officine, ancien Directeur de la Pharmacie nationale, promoteur de la Pharmacie Keneya à Ouagadougou
23	SOMDA Paul	Pharmacien de l'administration publique, ancien DSPh, ancien inspecteur technique des services de santé, ancien conseiller technique au Ministère de la santé
24	TIENDREBEOGO Aymar	Pharmacien d'officine, promoteur de la Pharmacie Meira à Ouagadougou, Président du Syndicat des pharmaciens du Burkina Faso
25	ZIO Siedou	Pharmacien d'officine, promoteur de la Pharmacie Kamin à Ouagadougou

1.2. Notes officielles et textes juridiques

Loi n°3890 du 11 septembre 1941 relative à l'exercice de la pharmacie, JO de l'Etat français du 20 septembre 1941.

Loi n°54-418 du 16 avril 1954 étendant aux TOM, au Togo et au Cameroun certaines dispositions du Code de la santé publique relatives à l'exercice de la pharmacie, JORF du 14 mai 1954.

Loi n°38-63-AN portant création d'une Pharmacie nationale de Haute-Volta, JO de la République de Haute-Volta, 17 août 1963.

Loi n°23/94/ADP du 19 mai 1994 portant Code de santé publique, Journal officiel du Faso n°41 du 13 octobre 1994.

Ordonnance n°70-68 bis PRES.MSP.AS du 28 décembre 1970, portant Code de la santé publique, JO de la République de Haute-Volta, du 21 janvier 1971, pp. 50-66.

Ordonnance n°45-919 du 5 mai 1945 portant institution d'un ordre national des pharmaciens, J.O.R.F. Lois et décrets mai 6, 1945 pp. 2569-2571.

Décret du 26 janvier 1926 réglementant l'exercice de la pharmacie en AOF, JORF, 8 février 1926.

Décret du 26 janvier 1926 portant réglementation particulière applicable aux substances vénéneuses en AOF, JORF, 8 février 1926.

Décret n°53-591 du 25 juin 1953 fixant le Code de déontologie des pharmaciens en application de l'article 28 du Code de la pharmacie, JORF du 27 juin 1953.

Décret n°404-PRES-LAN du 17 août 1963 portant promulgation de la loi n°38-63-AN portant création d'une Pharmacie nationale de Haute-Volta, JO de la République de Haute-Volta, 17 août 1963.

Décret n°277-PRES.SP. P du 6 août 1966 portant attributions et organisation d'ensemble du Ministère de la santé publique et de la population, JO de la République de Haute-Volta, du 18 août 1966, p. 387.

Décret n°75-56 PRES.SP.P.AS. du 19 février 1975, JO de la République de Haute-Volta, 20 février 1975.

Décret n°82-0236/PRES/CMRPN/MSP du 18 juin 1982 portant création de l'Office national d'approvisionnement pharmaceutique, ONAP, JO République de Haute-Volta du 25 juin 1982.

Décret n°85-220/CNR/PRES du 9 avril 1985 portant création de la Société nationale de l'approvisionnement pharmaceutique (SONAPHARM), JO de la République de Haute-Volta du 16 avril 1985.

Arrêté du 25 mai 1906 réglementant l'exercice de la pharmacie en Afrique occidentale française, JOAOF, 1906, 73 :290 ; BAS, 1906, 5 :487.

Arrêté n°597-53/C. du 17 août 1953 promulguant en Afrique occidentale française la loi n°53-662 du 1er août 1953, modifiant et complétant les dispositions du Code de la pharmacie concernant l'Ordre national des pharmaciens et les rendant applicables aux territoires d'Outre-mer, au Togo et au Cameroun, JOAOF, 21 novembre 1953.

Arrêté n°558-MSP portant organisation territoriale de la santé publique, JO de la République de Haute-Volta du 15 novembre 1958. p. 743.

Arrêté n°2954 SP.P.CAB du 1er septembre 1966 portant attributions de la Direction générale de la Santé publique, de la population et des affaires sociales, JO de la République de Haute-Volta du jeudi 1er septembre 1966.

Lettre d'approbation du NEPAD, Ref : RCORE/04/2014, 02 Mai 2014.

Procès-verbal de l'Assemblée constitutive de la création du Syndicat des pharmaciens de Haute-Volta, 14 novembre 1969.

Procès-verbal de réunion du Conseil d'administration de COPHADIS S.A avec le Syndicat des pharmaciens du Burkina Faso, 11 juin 1999.

2. Éléments bibliographiques

Ils sont constitués d'ouvrages et d'articles scientifiques publiés et de la documentation grise, c'est-à-dire non publiée.

2.1. Ouvrages et articles scientifiques

Bado, Jean-Paul, *Médecine coloniale et grande endémie en Afrique*, Paris, Khartala, 1996, 433 p.

Bado, Jean-Paul, *Les conquêtes de la médecine moderne en Afrique*, Karthala, Paris, 2006, 176 p.

Banhoro, Yacouba, « Bobo-Dioulasso dans la lutte contre les grandes endémies en Afrique occidentale française », in Katja Werthmann et Mamadou Lamine Sanogo, *La ville de Bobo-Dioulasso au Burkina Faso – Urbanité et appartenances en Afrique de l'Ouest*, Paris, Karthala, pp. 133-162.

Banhoro, Yacouba, « Le Centre hospitalier universitaire Yalgado Ouédraogo de Ouagadougou, un exemple des hôpitaux émergents au Burkina Faso au XXe siècle », *in LƆŋGBOWU, Revue des langues, lettres et sciences de l'homme et de la société*, Kara- Togo, N°004, décembre 2017, pp. 659-682.

Bonnemain, Bruno, « Colonisation et pharmacie (1830-1962) : une présence diversifiée de 130 ans des pharmaciens français », in *Revue d'Histoire de la Pharmacie*, 2008, pp. 311-334.

Dim, A. A. Delobsom, *les secrets des sorciers noirs*, Paris, Librairie Emile Nourry, 1934, 298 p.

Fogou, Anatole, « Histoire, conscience historique et devenir de l'Afrique : revisiter l'historiographie diopienne », *FMSH-WP-2014-60*, janvier 2014, 29 p.

Fouassier, Eric, « Le cadre général de la loi du 21 Germinal An XI », *Bulletin des lois de la République*, Bicentenaire de la loi du 21 Germinal An XI, mars 2003, 5 p.

Heraut, Louis-Armand, « La médecine militaire coloniale française, une aventure médicale de trois quarts de siècle (1890-1968) », in *Histoire des sciences médicales*, 2006, vol. 40, n°4, pp. 381-392.

Kerharo, Joseph et Armand Bouquet, *Plantes médicinales et toxiques de la Côte-D'ivoire –Haute-Volta*, Mission d'étude de la pharmacopée indigène en AOF, Paris, Vigot Frères, 1950, 301 p.

Kjiri, M. Abdellah, « Histoire de la pharmacie au Maroc », in *L'Officinal,* Dossier, n°86, juin 2011, en ligne : https://pharmacie.ma/uploads/pdfs/histoire-de-la-pharmacie-au-maroc.pdf, consulté le 5 mars 2018.

Lachenal, Guillaume, *Le médicament qui devait sauver l'Afrique. Un scandale pharmaceutique aux colonies*, Paris, La Découverte, 2014, 240 p.

Martineau, Robert, « Les enjeux politiques du Rapport Lacoursière », in *Bulletin d'histoire politique*, vol.14, n°3, 2006, pp. 125-147.

Meunier, Aude, « Système de soins publics et organisation territoriale. Approche de l'espace burkinabè (compte-rendu) », *in L'information géographique*, vol. 68, n°4, 2004. pp. 375-378.

Nhaili, Hicham, Taoufik Jamal, « La naissance de la législation pharmaceutique marocaine », in *Revue d'histoire de la pharmacie,* 2010, 366, pp. 195-201.

Office national du tourisme burkinabè, « la Faculté de pharmacie et le Burkina Faso : une longue histoire de collaboration et d'amitié », in *Les éditions du Jaguar*, Paris, 2002.

Perrot, Emile, *Matières premières usuelles du règne végétal : thérapeutique, hygiène, industrie*, Paris, Masson et Cie, 1943.

Pluchon, Pierre, *Histoire des médecins et pharmaciens de Marine et des colonies,* Toulouse, Editions Privat, 1985, 430 p.

Semdé, Rasmané et al., « La qualité des médicaments génériques officiellement importés au Burkina Faso : le point après 12 mois d'activité du Laboratoire National de Santé Publique », in *Le Pharmacien d'Afrique*, 166, 12 – 16, 2003.

2.2. Documentation grise

Association Amicale Santé Navale et d'Outremer, « L'historique du service de santé des troupes coloniales », en ligne : https://www.asnom.org/oh/fr/0310_historique.php?PHPSESSID=a352b8ca754435ecbe547b0019d6f849. Consulté le 7 mars 2018.

Bado, Jean-Paul, *La santé en Afrique occidentale française au début du XXe (1898-1924)*, Mémoire de maîtrise, Aix en Provence, 1985, 236 p.

Ben Azzouna, Rana et Ridha Hamdane, « Histoire de la pharmacie en Tunisie (VIIIe siècle-1976) », en ligne : https://www.decitre.fr/livres/histoire-de-la-pharmacie-en-tunisie-viiie-siecle-1976-9782296553026.html, consulté le 5 mars 2018.

Brault-Scaillet, Fabien, *L'évolution de l'image du pharmacien du XIIIème Siècle au XXIème Siècle : une illustration à travers le théâtre*, Thèse de doctorat en pharmacie, Université Paris-Sud 11, juin 2011.

« Celui qui ne sait pas d'où il vient ne peut savoir où il va car [...] » - Otto von Bismarck, en ligne : https://dicocitations.lemonde.fr/citations/citation-158155.php, consulté le 5 mai 2020.

Civilisation africaine, in Horizons (la revue de la paix), juillet-août 1957.

Coopération : Institut français de recherche scientifique pour le développement en coopération (ORSTOM) (1949-1949), en ligne : https://francearchives.fr/findingaid/a3b6c6db8f6f681ebd756a8f6f3e4d1ee2fb95da, consulté le 5 mai 2020.

Diouf, Ibrahima F., « Histoire : définition, objet et importance », *Géohistoire*, décembre 2013, en ligne : https://geohistoire20.wordpress.com/2013/12/17/histoire-definition-objet-et-importance/, consulté le 26 février 2018.

Fierro, Alfred « Afrique occidentale française (A.O.F) », in *Encyclopaedia Universalis*, en ligne : https://www.universalis.fr/encyclopedie/afrique-occidentale-francaise/, consulté le 6 mars 2018.

Guissou, Innocent Pierre, Communication, « Atelier sur la maquette de la formation en pharmacie », *Université Saint Thomas D'Aquin*, Bobo-Dioulasso, juillet 2018.

Jeune Afrique, « Chronologie des indépendances africaines », août 2010, en ligne : https://www.jeuneafrique.com/184772/politique/chronologie-des-ind-pendances-africaines/, consulté le 6 avril 2018.

Kaboré, Yolande Edwige, *Evaluation de la réglementation pharmaceutique au Burkina Faso : état de mise en œuvre des dispositions dans les officines privées de Ouagadougou*, Thèse de doctorat d'Etat en pharmacie, Université de Ouagadougou, février 2000.

Koussoubé, Estelle, Augustin Loada, Gustave Nébié et Marc Raffinot, « Economie politique de la croissance au Burkina Faso : institutions, gouvernance et développement », Document de travail, *Institut de recherche pour le développement*, juin 2015, 30 p.

La Brise Verte, « Histoire de la pharmacie », mars 2016, en ligne : https://www.labriseverte.ca/histoire-de-la-pharmacie/, consulté le 2 mars 2018.

Ministère de la santé/Burkina Faso, *Document cadre de politique pharmaceutique nationale*, 1996, 15 p.

Ministère de la santé/Burkina Faso, *Politique pharmaceutique nationale*, 2e édition, 2012, 34 p.

Ministère de la santé/Burkina Faso, *Stratégie nationale de médecine traditionnelle et alternative basée sur l'innovation 2019 – 2023*, 90 p.

Ministère de la santé/DGPML, *Cartographie des systèmes d'approvisionnement et de distribution des médicaments et autres produits de santé au Burkina Faso*, décembre 2010, p. 81.

Ministère de la santé/DGPML, *Recueil de textes règlementaires du secteur de la pharmacie, du médicament et des laboratoires du Burkina Faso*, édition 2011, 550 p.

Ministère de la santé/DGPML, *Recueil de textes réglementaires du secteur de la pharmacie, du médicament et des laboratoires du Burkina Faso*, édition 2014, 544 p.

Ministère de la santé/DGPML, R*épertoire des établissements pharmaceutiques*, Burkina Faso, 2012.

Ministère de la santé/DGPML, *Répertoire des établissements pharmaceutiques*, Burkina Faso, 2014.

Ministère de la santé/ITSS, Burkina Faso, *Mécanisme d'organisation et de coordination des activités de contrôle et d'inspection pharmaceutiques,* Novembre 2015, 17 p.

Nao, Nédié, *Etude des actes pharmaceutiques au Burkina Faso : évaluation dans les officines privées de Ouagadougou*, Thèse de doctorat d'Etat en pharmacie, Université de Ouagadougou, n°14, juillet 1999.

Ndao, Mor, *L'alimentation et la santé des enfants dans le Sénégal colonial 1905-1960*, Thèse de doctorat d'Etat en Histoire, Université Cheikh Anta Diop de Dakar, 2011.

Ordre national des pharmaciens du Burkina Faso, *Analyse de la situation démographique du secteur pharmaceutique au Burkina Faso*, avril 2009, 93 p.

Palgo, Diane Horélie, *L'harmonisation du droit pharmaceutique en Afrique de l'Ouest : le cas de l'UEMOA*, Thèse de doctorat en Droit privé et sciences criminelles, Université de Bourgogne Franche-Comté, décembre 2018.

Savadogo, Eugène Bonaventure Marie, *Analyse du processus d'approvisionnement en médicament dans le circuit de distribution public au Burkina Faso*, Thèse d'exercice en pharmacie, Université de Ouagadougou, n°15, juin 1990.

Sawadogo, W. Casimir, *Les grandes étapes du droit pharmaceutique, des indépendances à nos jours : cas du Burkina Faso*, Mémoire de master 2 en inspectorat pharmaceutique, Université Cheikh Anta Diop de Dakar, janvier 2015.

Sidibé, Eugénie, *Le circuit officiel du médicament : exemples du Sénégal et de la Haute-Volta, Thèse de doctorat d'Etat en pharmacie*, Université de Dakar, décembre 1981.

Somé, Dogkouwine Marie Claudette, *Pharmacie hospitalière au Burkina Faso : analyse et besoins en formation spécialisée*, Mémoire du diplôme d'études spécialisées en pharmacie hospitalière et des collectivités, Université Joseph Fourier de Grenoble, mai 2003.

Sénégal Online, « Afrique occidentale française », en ligne : https://www.senegal-online.com/histoire/afrique-occidentale-francaise_a-o-f/, consulté le 4 mars 2018.

Société d'histoire de la pharmacie, en ligne : https://www.shp-asso.org/, consulté le 2 mars 2018.

Société française d'histoire des Outre-mers, *Colloque international ''la FMPOS (la Faculté de Médecine, Pharmacie et d'Odonto-Stomatologie) de Dakar face aux mutations de l'histoire et aux enjeux du monde de demain''*, Dakar, 4-5 décembre 2018.

Souvenir Français – Délégation générale des Hauts-de-Seine, « l'Afrique occidentale française », février 2017, en ligne : http://www.souvenir-français-92.org/2017/02/l-afrique-occidentale-ou-aof.html, consulté le 6 avril 2018.

Tiquet, Romain, *« Mais que fait la police ? » Etude de la transmission de l'institution policière en Haute-Volta 1949-1966* ; Mémoire de master 2, Paris 1, 2011.

Université Joseph KI-ZERBO, UFR/SDS, « Registre des procès-verbaux de soutenance de thèse de doctorat en pharmacie », 1996-2018, avril 2018.

Villoria, Maxime, *1930 – 1950 : une époque charnière pour la pharmacie française*, Thèse d'exercice en pharmacie, Université Claude Bernard – Lyon 1, n°139, décembre 2016.

Vocabulaire médical – Encyclopédie, en ligne : https://www.vocabulaire-medical.fr, consulté le 2 mars 2018.

ANNEXES

Annexe 1 : Loi n°38-63/AN du 24 juillet 1963 portant création d'une Pharmacie nationale de Haute-Volta

Loi n° 38-63-AN portant création d'une Pharmacie Nationale de Haute-Volta.

L'ASSEMBLEE NATIONALE DE HAUTE-VOLTA

Vu la constitution de la République de Haute-Volta promulguée par décret no 475-PRES-LAN du 30 novembre 1960;

Vu la loi no 56-62-AN du 29 décembre 1962, portant loi de finances pour l'exercice 1963;

Vu la loi no 30-63-AN du 24 juillet 1963 portant plafond du fonds roulement de la pharmacie d'approvisionnement à trois cent millions de francs;

Vu l'avis no 336 du 19 juillet 1963 de la section constitutionnelle du conseil juridique et du contentieux;

A délibéré et adopté en sa séance du 24 juillet 1963 la loi dont la teneur suit:

Article premier.- Il est créé un Etablissement public national de l'Etat, à caractère industriel et commercial, qui prend le nom de Pharmacie Nationale de Haute-Volta.

Art. 2.- La Pharmacie Nationale est dotée de la personnalité civile et de l'autonomie financière. Elle est placée sous l'autorité technique et la tutelle du Ministre de la Santé Publique et de la Population, et sous le contrôle financier du Ministre des Finances, qui s'exerce dans les conditions prévues par un décret en Conseil des Ministres.

Art. 3.- La Pharmacie Nationale a pour objet, d'une part, de réaliser toutes les opérations dévolues à l'ancienne Pharmacie d'Approvisionnement : ravitaillement pharmaceutique et technique des Hôpitaux et formations sanitaires, et d'autre part, de rendre accessible à la population l'achat des médicaments, objets de pansements et petit matériel médico-chirurgical de première nécessité.

Art. 4.- La Pharmacie Nationale est autorisée à créer dans toute l'étendue de la Haute-Volta tous dépôts et officines de vente au détail pour répondre aux besoins de la population.

Art. 5.- La Pharmacie Nationale peut en outre se livrer à toutes opérations de fabrication, de transformation ou de conditionnement des produits pharmaceutiques et chimiques sous réserve de respecter la règlementation en vigueur, ainsi que les conventions internationales auxquelles le Gouvernement de la République de Haute-Volta a donné son adhésion.

Art. 6.- La Pharmacie Nationale est administrée par un Conseil d'Administration composé comme suit :

Président : Le Directeur de Cabinet du Ministre de la Santé Publique et de la Population.

Membres : Un Représentant du Ministre des Finances

Un Représentant du Ministre de l'Eco. Nationale

Un Représentant du Ministre du Commerce

Un Représentant du Ministre du Travail

2 Représentants de l'Assemblée Nationale

Un Représentant du Conseil Economique et Social.

Le Directeur de la Caisse de Prévoyance Sociale ou son délégué.

L'Inspecteur des Pharmacies de la Haute-Volta ou son délégué

Un Représentant des Travailleurs

Art. 7.- Le Conseil d'Administration représente la Pharmacie Nationale vis-à-vis des tiers par la voix de son Président. Il détermine l'orientation générale de l'action de la Pharmacie Nationale.

Il a qualité pour acquérir des immeubles, faire édifier toute construction, exécuter tous travaux et installations nécessaires au fonctionnement de la Pharmacie Nationale et l'ouverture d'officines ou de dépôts.

Il définit la qualification requise des membres du personnel de la Pharmacie Nationale postulant ou titulaire d'un emploi, et fixe le montant de leur rénumération.

Sur proposition du Directeur, il étudie et approuve le compte d'exploitation prévisionnel de la Pharmacie Nationale.

Lui sont soumis pour approbation, le bilan annuel de gestion de la Pharmacie Nationale et le rapport moral présentés par le Directeur.

Il autorise les emprunts.

Art. 8.- Le Conseil d'Administration se réunit en session ordinaire deux fois l'an (début Juin et début Décembre) à la diligence de son Président.

Il peut en outre être convoqué en session extraordinaire à l'initiative de son Président.

Art. 9.- Les fonctions des membres du Conseil d'Administration sont gratuites.

Art. 10.- La Pharmacie Nationale est gérée par un Pharmacien Directeur nommé par le Ministre de la Santé Publique et de la Population avec l'agrément du Conseil d'Administration. Il est responsable devant le Conseil d'Administration qui peut lui retirer son agrément. Dans ce cas, le Ministre de la Santé Publique et de la Population est habilité à nommer un nouveau Directeur.

Art. 11.- Le Pharmacien Directeur dispose des pouvoirs nécessaires pour assurer la bonne marche de la Pharmacie Nationale.

Il exécute les décisions du Conseil d'Administration.

Il passe les marchés et conventions destinés à l'approvisionnement de la Pharmacie Nationale et à son fonctionnement.

Il est chargé du recouvrement des créances de l'Etablissement et du paiement de ses dettes.

Il propose au Ministre de la Santé Publique et de la Population qui les nomme les candidats aux emplois à pourvoir.

Il arrête le bilan et les comptes, qu'il soumet à l'approbation du Conseil d'Administration.

Art. 12.- La Pharmacie Nationale reçoit en dotation de la part du Gouvernement.

les bâtiments, installations matériel de bureau et mobilier actuellement affectés à la Pharmacie d'Approvisionnement

les stocks de cette dernière

le fonds de roulement de la Pharmacie d'Approvisionnement faisant l'objet du compte hors budget n° 111 - CI;

Un inventaire sera dressé à la remise de cette dotation en vue de la prise en compte au titre de la Pharmacie Nationale.

En contre-partie la Pharmacie Nationale sera tenue du passif de la Pharmacie d'Approvisionnement.

Art. 13.- La Pharmacie Nationale est tenue d'enregistrer toutes ses opérations dans une comptabilité matière et une comptabilité deniers dont les règles feront l'objet de dispositions règlementaires.

Art. 14.- Les Ventes au détail à la population dans les officines devront être faites exclusivement au comptant et comptabilisées de façon distincte des opérations effectuées dans les entrepôts et magasins de stockage.

La vente à crédit, ou l'ordre de l'effectuer, est assimilé au délit de corruption prévu et puni par l'article 42 de la loi 15-59-AL du 31 Août 1959.

Art. 15.- La Pharmacie Nationale disposera des ressources suivantes :

dotation et subventions de l'Etat, notamment pour la constitution d'un fonds de roulement

prêts consentis par l'Etat ou les collectivités publiques

emprunts auprès de la Banque Nationale de Développement ou d'autres banques.

dons ou legs

les résultats positifs de chaque exercice.

17 août 1963 JOURNAL OFFICIEL DE LA REP

Art. 16.- La présente loi sera exécutée comme loi de l'Etat.

Ainsi fait et délibéré en séance publique

A Ouagadougou, le 24 Juillet 1963

Le Président de Séance

Séré Douani

1er Vice-Président de l'Assemblée Nationale

Un Secrétaire de Séance

Annexe 2 : Procès-verbal de l'Assemblé générale constitutive du Syndicat des pharmaciens de Haute-Volta (SPHV)

PROCES VERBAL

de l'ASSEMBLEE CONSTITUTIVE

D U

SYNDICAT DES PHARMACIENS DE HAUTE-VOLTA

Réunion du 14 Novembre 1969.

Sur convocation du Président de leur Syndicat, les Pharmaciens de Haute-Volta se sont réunis le 14 Novembre 1969 à 21 h 45 dans la salle de délibérations de la Chambre de Commerce à OUAGADOUGOU.

Etaient présents à cette réunion :

Madame DIAWARA
" TADDEI
MM RANDRIANJOHANY
BALKOUMA Paul
TRAORE Amadou
KAMBOU André
CUISINE Bernard

L'ordre du jour comportait essentiellement l'examen et l'adoption du projet de Statuts présenté par le Président.

A l'ouverture de la séance, Monsieur KAMBOU devait excuser auprès de ses confrères le Colonel FREDRIC empêché par ses obligations, ainsi que Monsieur Paul OUEDRAOGO qui, tous deux, l'avaient assuré de leur sincère collaboration et souhaité le plein succès de cette réunion.

Madame DIAWARA fait alors part à l'assemblée des diverses rencontres qu'elle a pu avoir, en particulier avec Me VIMAL, depuis la réunion du 28 Avril, et note les résultats obtenus par Monsieur KAMBOU auprès du Secrétaire du Syndicat des Pharmaciens de COTE D'IVOIRE. Elle donne ensuite lecture des lois et decrets régissant le Syndicalisme en HAUTE-VOLTA.

Monsieur RANDRIANJOHANY donne à son tour lecture du projet des Statuts qui est étudié article par article. Après quelques légères modifications – l'article 7 précise en particulier que le Bureau est élu pour deux ans – ce texte est adopté à l'unanimité.

Le Bureau élu le 28 Avril 1969 confirmé dans ses fonctions est complété comme suit :

Président : Madame DIAWARA
Vice-Président : TRAORE Amadou
Secrétaire : KAMBOU André
" adjt : RANDRIANJOHANY
Trésorier : Bernard CUISINE

Monsieur CUISINE remplaçant Madame TADDEI au poste de Trésorier.

Le texte des Statuts devra être soumis aux autorités responsables dans les délais requis.
Viennent ensuite quelques questions diverses d'ordre strictement professionnel.

La date de la prochaine réunion reste à fixer par le Président dès que les Statuts auront acquis l'accord du Gouvernement.

La séance est levée à 23 h 40.
CERTIFIE sincere et conforme

Le Président | Le Vice -Président | Le Secrétaire

A. KAMBOU

TABLE DES MATIÈRES

Structures éditoriales du groupe L'Harmattan

L'Harmattan Italie
Via degli Artisti, 15
10124 Torino
harmattan.italia@gmail.com

L'Harmattan Hongrie
Kossuth l. u. 14-16.
1053 Budapest
harmattan@harmattan.hu

L'Harmattan Sénégal
10 VDN en face Mermoz
BP 45034 Dakar-Fann
senharmattan@gmail.com

L'Harmattan Cameroun
TSINGA/FECAFOOT
BP 11486 Yaoundé
inkoukam@gmail.com

L'Harmattan Burkina Faso
Achille Somé – tengnule@hotmail.fr

L'Harmattan Guinée
Almamya, rue KA 028 OKB Agency
BP 3470 Conakry
harmattanguinee@yahoo.fr

L'Harmattan RDC
185, avenue Nyangwe
Commune de Lingwala – Kinshasa
matangilamusadila@yahoo.fr

L'Harmattan Congo
67, boulevard Denis-Sassou-N'Guesso
BP 2874 Brazzaville
harmattan.congo@yahoo.fr

L'Harmattan Mali
Sirakoro-Meguetana V31
Bamako
syllaka@yahoo.fr

L'Harmattan Togo
Djidjole – Lomé
Maison Amela
face EPP BATOME
ddamela@aol.com

L'Harmattan Côte d'Ivoire
Résidence Karl – Cité des Arts
Abidjan-Cocody
03 BP 1588 Abidjan
espace_harmattan.ci@hotmail.fr

L'Harmattan Algérie
22, rue Moulay-Mohamed
31000 Oran
info2@harmattan-algerie.com

L'Harmattan Maroc
5, rue Ferrane-Kouicha, Talaâ-Elkbira
Chrableyine, Fès-Médine
30000 Fès
harmattan.maroc@gmail.com

Nos librairies en France

Librairie internationale
16, rue des Écoles – 75005 Paris
librairie.internationale@harmattan.fr
01 40 46 79 11
www.librairieharmattan.com

Lib. sciences humaines & histoire
21, rue des Écoles – 75005 Paris
librairie.sh@harmattan.fr
01 46 34 13 71
www.librairieharmattansh.com

Librairie l'Espace Harmattan
21 bis, rue des Écoles – 75005 Paris
librairie.espace@harmattan.fr
01 43 29 49 42

Lib. Méditerranée & Moyen-Orient
7, rue des Carmes – 75005 Paris
librairie.mediterranee@harmattan.fr
01 43 29 71 15

Librairie Le Lucernaire
53, rue Notre-Dame-des-Champs – 75006 Paris
librairie@lucernaire.fr
01 42 22 67 13

www.ingramcontent.com/pod-product-compliance
Lightning Source LLC
LaVergne TN
LVHW021227061026
849535LV00008B/2954
* 9 7 8 2 3 4 3 2 1 5 8 0 8 *